JN301979

神経系心身症と
リラクセーション

東邦大学教授
坪井康次
編 集

株式会社 新興医学出版社

編　集

坪　井　康　次　　東邦大学心療内科教授

執筆者

端　詰　勝　敬	東邦大学心療内科助手
村　林　信　行	聖路加国際病院心療内科
牧　野　真理子	牧野クリニック
久　松　由　華	東邦大学心療内科
加　藤　明　子	東邦大学心療内科
長谷川　久見子	東邦大学心療内科助手

（執筆順）

神経疾患の心身症とリラクセーションを中心とする心身医学的治療

東邦大学心療内科　坪井　康次

　心身症のなかでも神経・筋肉系疾患は，運動や感覚を司る器官の疾患であることから，直接心理的な因子の影響を受けやすい。
　心身医学会による「心身医学の新しい治療指針」のなかで「心身医学的な配慮が特に必要な疾患（いわゆる心身症とその周辺疾患）」として知られているものの中でも，めまい，しびれ感，異常知覚，運動麻痺，失立失歩，失声，味覚脱出，振戦，失神，痙攣などは，心理的要因によって影響を受けることの多い症状である。ヒステリー性の転換（conversion）症状あるいは詐病としてあらわれることも少なくない。

　心身症では，片頭痛，痙性斜頸，書痙，眼瞼痙攣，舌の異常運動，舞踏病様運動，ジストニアなどが，身体面での器質的あるいは機能的な異常に基づくことが多く，本来の身体的異常が心理的要因によって修飾されるところが大きい病態と考えられる。
　緊張型頭痛，慢性疼痛などは，うつ病や身体表現性障害を合併しやすい病態と考えられ，むしろ，その本態が精神性疾患にあると考えた方がよい症例も見られる。

　一方，治療面では，近年，セロトニン作動系薬剤が多数開発され，不安障害やうつ病の治療，癌化学療法における嘔気・嘔吐の制御，腸管運動調節の調節などについて，飛躍的な進歩が見られている。片頭痛についても，種々のセロトニン作動性薬剤が開発され，治療が進んだばかりでなく，そのメカニズム解明にも大きな進歩が見られる。

　これら神経系の治療にあたっても，新しい機序に基づく薬物の出現に

よって，治療方法も変化が見られる。しかし，一方では，薬物治療のみでは，治療が困難なケースも見られ，また，とくに予防も念頭においた治療を行うためには，認知療法などの心理的治療ならびにリラクセーション法もまた重要である。

　本書では，神経系心身症についての最新の正しい診断と治療の方法を取り上げ，また，予防，リハビリテーションにも有用なリラクセーションを中心とする種々の治療法を取り上げてみた。
　広く各方面における神経疾患の治療において，今後の日常臨床の一助にしていただくことができれば，編者としても望外の喜びである。

目　次

I．頭痛 ……………………………………………………（橋詰勝敬）… *1*
　A．頭痛の分類……………………………………………………………… *2*
　　1．頭痛を分類する意味………………………………………………… *2*
　　2．古典的な頭痛の国際分類…………………………………………… *2*
　　3．新しい頭痛の国際分類……………………………………………… *3*
　　4．片頭痛の分類………………………………………………………… *5*
　　5．緊張型頭痛の分類…………………………………………………… *6*
　　6．群発頭痛の分類……………………………………………………… *7*
　B．一般人口における頭痛………………………………………………… *8*
　　1．生活のなかの頭痛…………………………………………………… *8*
　　2．一般人口における頭痛の頻度……………………………………… *8*
　C．心身医学における頭痛………………………………………………… *11*
　　1．心身医学で扱う頭痛………………………………………………… *11*
　　2．心身医学的診断……………………………………………………… *12*
　　3．心身医学的治療……………………………………………………… *24*
　D．薬物療法………………………………………………………………… *25*
　　1．片頭痛の薬物療法…………………………………………………… *26*
　　2．緊張型頭痛の薬物療法……………………………………………… *35*
　　3．群発頭痛の薬物療法………………………………………………… *35*
　E．心理療法………………………………………………………………… *35*
　　1．一般心理療法………………………………………………………… *35*
　　2．生活指導……………………………………………………………… *36*
　　3．バイオフィードバック療法………………………………………… *37*
　　4．ウェルネスプログラム……………………………………………… *38*
　F．片頭痛と精神疾患……………………………………………………… *40*
　　1．片頭痛と抑うつ，パニック障害…………………………………… *40*

2．片頭痛と疼痛性障害 ……………………………………………… *45*
　G．頭痛と Quality of life ……………………………………… *47*
　　　1．慢性頭痛における QOL ………………………………………… *47*
　H．頭痛と性格 ……………………………………………………………… *53*
　I．頭痛と医療経済 ………………………………………………………… *57*
　J．慢性連日性頭痛 ………………………………………………………… *58*
　　　1．慢性連日性頭痛の概要 ………………………………………… *58*
　　　2．transformed migraine（TM） ………………………………… *60*
　　　3．chronic tension-type headache（CTTH） ………………… *62*
　　　4．new daily persistent headache（NDPH） ………………… *62*
　　　5．hemicrania continua（HC） ………………………………… *63*
　　　6．慢性連日性頭痛への対応 ……………………………………… *63*
　　　7．慢性連日性頭痛をめぐる問題 ………………………………… *63*
　K．頭痛の症例 ……………………………………………………………… *65*

II．痙性斜頸 ……………………………………………（村林信行）… *73*
　A．疫学的要因 ……………………………………………………………… *73*
　B．臨床症状 ………………………………………………………………… *73*
　C．発症要因 ………………………………………………………………… *75*
　D．鑑別診断 ………………………………………………………………… *75*
　　　1．頸椎症 …………………………………………………………… *75*
　　　2．外眼筋麻痺 ……………………………………………………… *76*
　　　3．薬物による不随意運動 ………………………………………… *76*
　E．治　療 …………………………………………………………………… *76*
　　　1．薬物療法 ………………………………………………………… *77*
　　　2．ボツリヌストキシン …………………………………………… *77*
　　　3．Muscle Afferent Block（MAB）療法 ……………………… *78*
　　　4．心身医学的治療法 ……………………………………………… *78*
　　　5．外科的治療 ……………………………………………………… *81*
　F．経過・予後 ……………………………………………………………… *82*

III．書痙 ……………………………………(村松信行)… *83*
1．書痙の成因 ……………………………………… *83*
2．書痙の症状・分類 ……………………………… *84*
3．書痙の治療 ……………………………………… *84*

IV．受容的音楽療法と活動的音楽療法 ……(牧野真理子)… *88*
A．音楽の心身におよぼす作用 ………………………… *88*
  1．音楽の生理的作用……………………………… *88*
  2．音楽の心理的作用……………………………… *89*
B．受容的音楽療法 ……………………………………… *91*
  1．刺激療法 ………………………………………… *91*
  2．鑑賞療法 ………………………………………… *91*
  3．最近の受容的音楽療法 ………………………… *92*
C．活動的音楽療法 ……………………………………… *93*
  1．児童領域 ………………………………………… *93*
  2．思春期領域 ……………………………………… *94*
  3．成人領域 ………………………………………… *94*
  4．老人領域 ………………………………………… *96*

V．心身症の音楽療法 ………………………(牧野真理子)… *98*
1．心身症の音楽療法の目的 ……………………… *98*
2．対象疾患 ………………………………………… *98*
3．評価法 …………………………………………… *98*

VI．総合病院における音楽療法 ……………(久松由華)… *104*
A．検査室 ………………………………………………… *104*
B．透析センター ………………………………………… *105*
C．集中治療室 …………………………………………… *105*
D．神経内科 ……………………………………………… *106*

E．外科 …………………………………………………… *106*
　　F．入院病棟 ……………………………………………… *107*
　　G．待合室，ホール ……………………………………… *107*

Ⅶ．自律訓練法 ……………………………(加藤明子)… *110*
　　A．自律訓練法とは ……………………………………… *110*
　　B．自律訓練法の実際 …………………………………… *114*
　　C．臨床例 ………………………………………………… *120*
　　D．適応症の展開 ………………………………………… *121*

Ⅷ．漸進的筋弛緩法 ………………………(長谷川久見子)… *124*
　　A．漸進的筋弛緩法 ……………………………………… *124*
　　B．系統的脱感作法に用いられる筋弛緩法 …………… *125*
　　C．心身症の治療としての筋弛緩法 …………………… *126*
　　D．筋弛緩訓練法の実際 ………………………………… *126*

Ⅰ. 頭痛

　頭痛は古くから人間を悩ませてきた症状であることは間違いない。紀元前400年にヒポクラテスは，前兆に引き続き，目の奥を中心とした強い痛みが起こるなど現在の片頭痛と考えられる病状に関する記載を残している。ヒポクラテスの時代から二千数百年もの歳月が経過した現在においても，わが国では八百万人以上の片頭痛が存在すると推測されており，とても人類は頭痛を克服したと考えることはできない。

　もともと，頭痛に限ることなく，痛みという症候はそれを持つ人に対して，非常に不快な感情を抱かせるものである。しかし，頭痛をもっていても，きちんと検査や治療を医療機関で受けている人は少なく，むしろ頭痛が治まってくれるまでじっと我慢をするか，市販されている薬剤を飲むことで済ませている人の方が多い。なぜ，医療機関を受診する頭痛が少ないのか。それには，いくつかの要因が考えられるが，医師側の要因がもっとも大きいのではないかと考えている。頭痛は日常診療のなかで，遭遇する頻度の高い症候の一つであり，頭痛患者が受診する診療科も，一般内科，神経内科，脳神経外科，麻酔科など多岐にわたっている。そのため，頭痛に対する最低限の知識を持ち合わせた医師は多いが，その知識は主として，脳血管障害や髄膜炎など症候性頭痛の鑑別に重点が置かれていた。医学教育の方向性もまったく同様で，いかに危険な頭痛を見逃さないかが大切で，頭痛の大部分を占めている片頭痛や緊張型頭痛への対応法は軽視されてきた感は否めない。頭痛で受診した患者は，血液検査やCT，MRIなどの画像検査によって，生命に関わるような頭痛ではないと医師から判断されれば，あまり頭痛に関する説明もされないまま，対症療法的に薬を処方されているのが医療現場における実状である。医師は器質的異常を認めないことで安心する一方で，頭痛患者は異常もないのに頭痛があることで不安になってしまうという実に奇妙な事態に陥る。これでは頭痛で受診しても仕方がないと患者が感じても不思議ではない。

　本著における頭痛は，片頭痛，緊張型頭痛，群発頭痛を中心にして述べている。生命に危険が及ぶことはないが，身体的または精神的に苦痛を伴いやすい

これらの頭痛に対して、どのような対応を行うべきかについて述べた。それは、薬物療法のみならず、生活指導、心理的サポートを含めたものである。頭痛について患者とともに悩み、克服する方法をともに考える医師が一人でも多く増えることに期待する。

A. 頭痛の分類

1. 頭痛を分類する意味

　頭痛はさまざまな原因によって生じる症状である。風邪や二日酔いの際に経験するような日常生活に密着した頭痛もあれば、脳腫瘍や脳出血など個人の生命にかかわるような病気の存在を示すサインとしての頭痛もあり、きわめて幅広いスペクトラムの疾患が含まれる。前者の頭痛は、しばらくすると改善するものであるため、放置しておいても問題はないが、後者の頭痛であれば適切な対応を敏速に行うことが要求される。

　そのため、従来より医療者は、頭痛患者を診察するにあたって、「危険ではない頭痛」と「危険な頭痛」とに分類することを習慣的に重要視してきたわけであるが、今日では臨床的および科学的に細分化された分類が行われるようになった。

2. 古典的な頭痛の国際分類

　従来、よく使用されていた頭痛の国際的な分類としては、1962年にFriedmanらがNIHより発表したAd Hoc Committeeによるものがあげられる（表1）[1)~3)]。

　この分類の特徴は、頭痛の発生機序や原因に基礎をおき、実験的および臨床的データを基に区分が行われていることであり、15項から構成されている。しかし、頭痛の病態生理に関する進歩に伴い、この分類の矛盾点が指摘されるようになった。また、分類中に頭痛の典型例の記載はあるものの、それぞれの頭痛に対する診断基準の記載がなく、多くの研究者が独自の診断基準を提唱し

表1　古典的な頭痛の分類[4]

1. vascular headache of migraine type　頭痛型の血管性頭痛
   a. "classic" migraine　古典的頭痛
   b. "common" migraine　普通型片頭痛
   c. "cluster" headache　群発頭痛
   d. "hemiplegic" and "ophthalmoplegic" migraine　片麻痺性および眼筋麻痺性片頭痛
   e. "lower-half" headache　顔面下半性頭痛
2. muscle-contraction headache　筋収縮性頭痛
   (tension headache　緊張性頭痛, psychogenic headache　心因性頭痛)
3. combined headache　血管性頭痛＋筋収縮性頭痛
4. headache of nasal vasomotor reaction　鼻の血管運動性反応を示す頭痛
   (vasomotor rhinitis　血管運動性鼻炎)
5. headache of delusional, conversion, or hypochondriacal states　妄想，転換，心気症として訴える頭痛
6. nonmigrainous vascular headaches　非片頭痛性血管性頭痛
7. traction headache　牽引性頭痛
8. headache due to overt cranial inflammation　頭蓋の炎症による頭痛
9～13. headache due to disease of ocular, aural, nasal, and sinus, dental or other cranial or neck structures　眼，耳，鼻，副鼻腔，歯，そのほか頭蓋あるいは頸部疾患による頭痛
14. cranial neuritis　頭蓋の神経炎
15. cranial neuralgias　三叉神経と舌咽神経痛

たために，研究者のあいだで混乱を招いていた。

　このような欠点や問題点を補う目的で，国際頭痛学会は，頭痛の新分類と診断基準を発表した。

3. 新しい頭痛の国際分類

　頭痛の新しい国際分類は1988年に学会誌"Cephalalgia"で発表された。この新分類は96ページに及ぶ膨大なもので，頭痛は13項目に大分類されている（表2）[4]。

　機能性頭痛は大項目1～4に，症候性頭痛は大項目5～11に分類され，さ

表2　国際頭痛学会による頭痛の大分類[4]

1. migraine（片頭痛）
2. tension-type headache（緊張型頭痛）
3. cluster headache and chronic paroxysmal hemicrania（群発頭痛および慢性発作性片頭痛）
4. miscellaneous headaches unassociated with structural lesion（器質的病変を伴わない各種の頭痛）
5. headache associated with head trauma（頭部外傷に伴う頭痛）
6. headache associated with vascular disorders（血管障害に伴う頭痛）
7. headache associated with non-vascular intracranial disorder（非血管性頭蓋内疾患に伴う頭痛）
8. headache associated with substances or their withdrawal（原因物質あるいはその離脱に伴う頭痛）
9. headache associated with non-cephalic infection（頭部以外の感染症に伴う頭痛）
10. headache associated with metabolic disorder（代謝障害に伴う頭痛）
11. headache or facial pain associated with disorder of cranium, neck, eyes, ears, nose, sinuses, teeth, mouth or other facial or cranial structures（頭蓋骨，頸，眼，耳，鼻，副鼻腔，歯，口あるいはほかの顔面・頭蓋組織に起因する頭痛あるいは顔面痛）
12. cranial neuralgias, nerve trunk pain and deafferentation pain（頭部神経痛，神経幹痛，求心路遮断性疼痛）
13. headache not classifiable（分類できない頭痛）

らに頭痛以外の頭部の神経痛も大項目12に含まれている。それぞれの頭痛には3階層の下位項目が設定され，合計4段階分類となり，コンピューター処理を念頭において4種類の数字によってコード化されている。また，各頭痛に対応するかたちで，従来使用されていた名称，典型例の臨床像，診断基準，参考文献が付記されており，旧分類と比較して，やや量が膨大であることを除けば，診断の手引きとして使用しやすいものとなっている。

4．片頭痛の分類

　旧分類において，片頭痛は血管性頭痛としてとらえられており，前駆症状の明らかな片頭痛を典型的片頭痛，明らかではない片頭痛を普通型片頭痛という名称がつけられていた。

　一方，新分類では発生機序は今後の解明課題としてとくに言及することは避け，単純に前兆の有無によって片頭痛の分類が行われている（表3）。また，前兆とは別に予兆が定義されており，「前兆の前，あるいは片頭痛発作のはじまる数時間から1～2日前に，前兆のあるなしにかかわらずおこりうる症状」としている。さらに，家族性片麻痺性片頭痛や脳底型片頭痛など特徴的な経過を示すものを一般的な片頭痛と区別して分類が行われている。

表3　片頭痛の分類[4]

```
1  片頭痛
  1.1  前兆を伴わない片頭痛
  1.2  前兆を伴う片頭痛
      1.2.1  典型的前兆を伴う片頭痛
      1.2.2  前兆遷延性片頭痛
      1.2.3  家族性片麻痺性片頭痛
      1.2.4  脳底動脈片頭痛
      1.2.5  前兆のみで頭痛を伴わないもの
      1.2.6  突発性前兆を伴う片頭痛
  1.3  眼筋麻痺性片頭痛
  1.4  網膜片頭痛
  1.5  小児周期性症候群（片頭痛との関連が示唆されるもの）
      1.5.1  小児良性発作性めまい
      1.5.2  小児交代性片麻痺
  1.6  片頭痛の合併症
      1.6.1  片頭痛発作重積
      1.6.2  片頭痛による脳梗塞
  1.7  上記分類に属さない片頭痛
```

5．緊張型頭痛の分類

　旧分類において，緊張型頭痛は頭頸部の筋収縮に伴って生じる頭痛ととらえられており，筋収縮性頭痛または緊張性頭痛，心因性頭痛と総称されていた。しかし，それらの頭痛がすべて筋収縮によるものなのかどうかについての議論が多く，新分類では筋収縮性頭痛や緊張性頭痛と症候学的に類似した頭痛はすべて緊張型頭痛という名称に統一されるようになった（表4）[5]。

　緊張型頭痛はまず頭痛の起こりかたから，反復発作性と慢性に大別され，つぎに頭部筋群の異常を伴うものと伴わないものに分類される。また，緊張型頭痛を引き起こす因子として心理社会的ストレス，不安，うつ，妄想，薬剤過剰摂取などの心理社会的要因があげられている（表5）。

表4　緊張型頭痛の分類[4]

```
2  緊張型頭痛
   2.1  発作性緊張型頭痛
      2.1.1  頭部筋群の異常を伴う発作性緊張型頭痛
      2.1.2  頭部筋群の異常を伴わない発作性緊張型頭痛
   2.2  慢性緊張型頭痛
      2.2.1  頭部筋群の異常を伴う慢性緊張型頭痛
      2.2.2  頭部筋群の異常を伴わない慢性緊張型頭痛
   2.3  上記の分類に属さない緊張型頭痛
```

表5　緊張型頭痛を引き起こす因子[4]

```
0．原因不明
1．下記の2～9の因子の2つ以上
2．口・顎部の機能異常
3．心理社会的ストレス
4．不安
5．うつ
6．妄想や妄想観念としての頭痛
7．筋性ストレス
8．緊張型頭痛に対する薬剤過剰摂取
9．他の器質的疾患に伴うもの
```

6. 群発頭痛の分類

　群発頭痛は，旧分類では片頭痛とならんで血管性頭痛の一項目にすぎなかったが，新分類では大項目の一つとして独立した分類となっている。

　頭痛の起こりかたから，発作性，慢性，慢性発作性，周期性の不明な群発頭痛に細分類されている（表6）。

表6　群発頭痛の分類[4]

3　群発頭痛および慢性発作性片側頭痛
3.1　群発頭痛
3.1.1　周期性の不明な群発頭痛
3.1.2　発作性群発頭痛
3.1.3　慢性群発頭痛
3.1.3.1　寛解期のないもの
3.1.3.2　発作性からの移行
3.2　慢性発作性片側頭痛
3.3　上記分類に属さない群発頭痛類似疾患

文献

1) 坂井文彦：頭痛の新国際分類. 医学のあゆみ 158 (13)：831-833, 1991.
2) 荒木淑郎：頭痛患者のみかた－分類と鑑別診断. 臨床医 13 (4)：446-453, 1987.
3) 畑　隆志：頭痛の分類と鑑別診断. medicina 34 (7)：1255-1261, 1997.
4) Headache Classification Committee of the International Headache Society：Classification and Diagnostic criteria for headache disorders, cranial neuralgias and facial pain. Cephalalgia 8 (suppl 7)：1-96, 1988.
5) 五十嵐久佳, 坂井文彦：頭痛の分類と疫学. からだの科学 203：21-24, 1998.

B. 一般人口における頭痛

1. 生活のなかの頭痛

　われわれが所属する心療内科には，じつにさまざまな悩みや症状をもつ患者が受診されてくる。しかし，ほとんどの患者は医師側の「いままでに頭が痛い

と感じられたことはありますか？」という問いに対して「はい」と答えるであろう。「頭痛もち」ということばがあるように，患者だけではなく生まれてすぐでもなければ日本中のほとんどの人が一度や二度は経験したことがあるということができるほどに，「頭痛」は日常生活のなかでもっともありふれた症状である。

松本らは日常生活の中で，頭痛が出現する原因として，睡眠，高血圧，高山病，アイスクリーム，航空機，腰椎穿刺，飲酒，水泳，性生活を挙げている[1]。特に，アイスクリームによる一過性の頭痛は誰しも経験しているものと思われるが，国際分類にも冷たいものの摂取による頭痛と明記されているほど，れっきとした頭痛であり，原因としては寒冷刺激によって血管壁が伸展し，痛みの受容体を刺激して頭痛が引き起こされるためと考えられている。

頭痛をもつひとは，その程度が日頃に経験している頭痛よりも程度がひどい場合や，市販の一般的な頭痛薬を使用してもなかなか改善しない際に医療機関を利用するわけであるが，いくらストレスの時代といわれる現代でも，頭痛があるからといって，いきなり心療内科を受診する人はきわめて少ない。ほぼすべての頭痛患者は最初に内科や神経内科や脳外科といった身体医を受診する。それだけ「頭痛」は患者に「重大な病気」を想像させる症状なのである。

2．一般人口における頭痛の頻度

頭痛はきわめて一般的な身体症状であり，そのほとんどが片頭痛，緊張型頭痛，群発頭痛といった機能性頭痛である。機能性頭痛とは，血液生化学所見や頭部CTなどの画像検査で異常は認められず，血管系・筋肉系・神経系などの機能異常が引き金となって生じる頭痛の総称である。

近年，頭痛の大規模な疫学的調査が国内外でさかんに行われるようになっており，米国では数万人規模の調査もある[2]。頭痛の疫学的特徴を把握することは，頭痛を評価するための重要な手がかりになることもあり，日常診療において知っておかなければならない重要なことがらの一つと考えられる。

欧米では年間有病率で10～12％に片頭痛（男性6％，女性15％）が，25％前後に緊張型頭痛が認められると報告されている[3,4]。群発頭痛は片頭痛や緊

図1 頭痛の有病率[7]

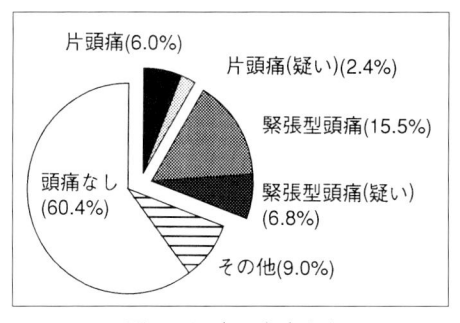

張型頭痛と比べて有病率は低く,欧米で0.4〜1.0%といわれている。アジア圏についてみると,韓国での片頭痛の有病率は22%と欧米のものよりはかなり高い有病率が報告されている[5]。一方,緊張型頭痛の有病率は16.2%とされている[5]。また,香港における年間有病率は片頭痛で1.02%,緊張型頭痛で1.96%,群発頭痛で0.01%と非常に低い有病率となっている[6]。

本邦における片頭痛の疫学調査では坂井らの報告があり(図1),15歳以上の男女4029名を対象としたものである。そこでは,片頭痛の年間有病率は疑い例も含めて8.4%とされ,緊張型頭痛は22.3%,その他の頭痛は9.0%という結果が報告されている[7]。また,下村らは鳥取県の住民7528人を対象にアンケート調査を行い,片頭痛の有病率は3.5%,緊張型頭痛は6.2%,群発頭痛は0.4%であったとしている[6]。

われわれが一般大学生301名(男性125名,女性175名)を対象に行ったアンケート調査を図2に示す。調査時点までに風邪などの病気以外に何らかの頭痛を経験したことがある学生は,全体の68%に認められた。頭痛のうちわけをみると,前兆を伴う片頭痛は8%,前兆を伴わない片頭痛は16%,その他の頭痛は44%であった。一般に,片頭痛は女性に多いとされている。

以上のように国と地域の違いによって,頭痛の有病率に差が大きい。その要因として,生活習慣や人種差が考えられているが,調査方法も各施設によって異なっているため,単純に比較できない点もある。いずれにせよ一般人口のなかで頭痛で悩む人は非常に多く存在していることは確かであり,頭痛が抱える

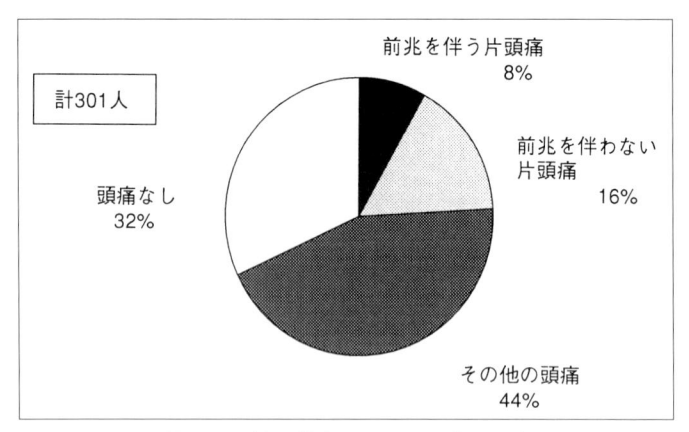

図2　一般大学生における頭痛の頻度

問題の大きさがわかる。

　こうした「頭痛もち」の人たちの多くは病院で検査や治療を受けていない場合が多く，われわれの調査でも現在頭痛のために通院しているものは一人もいなかった。慢性頭痛が健康面や医療経済面で社会に及ぼす悪影響は非常に大きいものと考えられるが，これらを検討する際には，実際の慢性頭痛患者だけではなく，「患者になっていない人の慢性頭痛」をも考慮することが重要である。

文献

1) 松本　清, 佐々木健：日常生活の中の頭痛：からだの科学 203：29-33, 1998.
2) Ripton RB. et al.：Medical Consultation for Migraine：Results From the American Migraine Study. Headache 38：87-96, 1998.
3) Rasmussen BK, Jensen R, Schroll M, et al.：Epidemiology of headache in a general population sample. J CLi Epidemiol 44 (11)：1147-1157, 1991.
4) Lavados PM, Tenhamm E：Epidemiology of tension-type headache in Santiago, Chile：a prevalence study. Cephalalgia 18 (8)：552-558, 1998.
5) Roh JK., Kim JS., Ahn YO.：Epidemiologic and Clinical Charastaristic of Migraine　and Tension-Type Headache in Korea. Headache 38：356-365, 1998.

6）Wong TW, Wong KS, Yu TS, et al.：Prevalence of Migrain and Other Headaches in Hong Kong. Neuroepidemiology 14：82-91, 1995.
7）Sakai F, Igarashi H：Prevalence of migraine in Japan：a nationwide survey. Cephalalgia 17：15-22, 1997.
8）下村規夫, 古和久典, ほか：頭痛：診断と治療の進歩Ⅱ. 頭痛の疫学. 日本内科学雑誌 82（1）：8-13, 1993.

C. 心身医学における頭痛

1. 心身医学で扱う頭痛

　心身医学領域で扱う頭痛の大部分は片頭痛や緊張型頭痛といった機能性頭痛が慢性化した例であることが多い．すなわち，脳腫瘍や脳血管障害といった頭痛の原因となるような身体的異常が存在しないことが確かめられたものの，心理的または社会的要因の関与により頭痛が遷延していると疑われるケースである．そのほか，外傷など頭痛をきたしうる何らかの原因があったとしても，障害の程度に見合わないほどの頭痛が生じていて，身体的要因に心理的要因が加重されているような頭痛に心身医学的アプローチが必要となる．
　こうした，心身医学領域で取り扱う頭痛の特徴として，
　①一般的な頭痛薬（特に消炎鎮痛剤）の効果が乏しい
　②さまざまなタイプの頭痛が混ざったような痛みで，その持続時間および罹病期間が長い
　③頭痛以外にも身体面あるいは心理面に問題を抱えていることが多い
　④休職や能率の低下など，仕事や学業において影響を受けやすい
の4項目があげられる．
　頭痛を診断するにあたり，まず最初にすべきことは器質的疾患による頭痛を除外することである．他院から心因性の頭痛として紹介されてくる患者のなかには，まれではあるが，脳腫瘍や慢性硬膜下血腫などの器質的原因が隠れていることがあり，「こころの問題」と決めつけないで，細心の注意をはらうことが重要である．

2．心身医学的診断

1）頭痛の問診

　頭痛患者を診察する上で問診は重要なウェートを占める。ほとんどの頭痛は詳細な問診をとることによって鑑別診断をすることが可能であるともいわれている。頭痛の問診に必要な項目として，内山は表7に示した6項目を挙げている[1]。

　問診のなかでも，頭痛の起こりかたに関する情報はとくに重要で，頭痛が突然に，また急激に出現した場合には，くも膜下出血や脳出血などの重篤な疾患である危険が高く，頭部CTなどの緊急検査が必要になる。特にくも膜下出血ではこれまでに経験したことのないような，ハンマーで割られるような激しい痛みが出現することが多いとされている。また，頭痛が数週から数ヵ月をかけて亜急性に増悪するときには，髄膜炎，脳腫瘍，慢性硬膜下血腫などを鑑別しなければならない。さらに，同じような程度の頭痛が増悪することなく，繰り返されるときには非器質的な頭痛であることが多い。

　性別や年齢だけでは頭痛の診断をすることはできないが，片頭痛は10～30歳の間の女性に多く発症し，群発頭痛は20～40歳代の男性に好発しやすいという特徴があり，鑑別に役立つ。

　頭痛の出現しやすい時間帯についても尋ねておくとよい。早朝や起床時におこる頭痛は高血圧，呼吸不全，変形性頸椎症，脳腫瘍，片頭痛に多いといわれ

表7　頭痛の問診に必要な事項[1]

①発症様式と性・年齢
②頭痛の部位
③頭痛の性質
④頭痛の好発時刻，持続時間，頻度
⑤誘因，素因
⑥随伴症状

ている。群発頭痛は夜間，早朝時に激しい頭痛で目が覚めることが特徴である。これに対し，緊張型頭痛では夕方に頭痛が生じることが多い。

前述のほかに，どのような痛みなのか，どのくらい続くのか，それまでにも頭痛を経験していたか，吐き気やめまいなどの随伴症状はないか，運動や入浴によって症状はどうなるのかなどといった情報を系統立てて尋ねていく習慣を身に付けておき，聞き漏らしのないようにすることが望まれる。

これら問診によって得られた頭痛に関する情報と理学的所見や検査所見，さらに頭痛の新しい国際分類における診断基準を基にして総合的に診断がなされる。

2）臨床的特徴

片頭痛は比較的若い女性に多く，しばしば遺伝傾向がみられ，特に母親に片頭痛が多いといわれている。頭痛の性質として，片側性または両側性の拍動性頭痛が発作性に反復し，随伴症状として悪心や嘔吐を伴いやすい。前駆症状として，閃輝性暗点や視野異常などの神経症状を呈することがあるが，頻度としては前兆を伴わない片頭痛の方が多い。表8に国際頭痛学会での片頭痛の診断基準を示す。

片頭痛はストレスと関係が深く，入学，就職などの心理・社会的ストレスや光や音といった身体的ストレスにより誘発されやすい。また，性格傾向としては自尊心が強く，野心家で完全主義などの特徴がある。

緊張型頭痛の症状は両側性の後頭から頸部を中心とした圧迫されるような，締め付けられるような鈍痛で，午後から夕方にかけて増強することが多い。患者の訴えはさまざまであるが，「頭が重くて仕方がない。」「首の後ろから頭全体にかけて締め付けられる。」などといった後頭部から頸部を中心とした頭重感や緊縛感であることが多い。両側性に疼痛を自覚することが多いが左右差を持つこともある。随伴症状としては肩こりや不安感，イライラ感などをもつことがあるが，片頭痛でよくみられる悪心，嘔吐，羞明，音過敏，光過敏といった症状を伴うことは少ないとされている。表9に国際頭痛学会における診断基準を示す。男女差は少なく，後頭筋や頸筋群に圧痛や硬結を認めることがある。

内面的には，内向的で緊張しやすい性格傾向を有する者が多い。また，職場

表8　片頭痛の診断基準

Ⅰ．前兆を伴わない片頭痛 Migraine without aura
　A．次のB～Dを満足する発作が5回以上ある
　B．頭痛発作が4～72時間持続する
　C．次のうち，少なくとも2項目を満たす
　　1．片側性頭痛
　　2．拍動性
　　3．中等～強度の痛み（日常生活が妨げられる）
　　4．階段の昇降など日常的な動作により頭痛が増悪する
　D．発作中，次のうち1項目を満たす
　　1．悪心あるいは嘔吐
　　2．光過敏あるいは音過敏
　E．次のうち1項目を満たす
　　1．臨床的に器質的疾患による頭痛を否定し得る
　　2．臨床的に器質的疾患が疑われても検査により否定できる
　　3．器質的疾患が存在しても，経過より片頭痛との関係が否定できる
Ⅱ．前兆を伴う片頭痛 Migraine with aura
　A．次のBを満たす発作が2回以上ある
　B．次の4項目のうち3項目を満たす
　　1．一過性の前兆があり，脳皮質あるいは脳幹の局所神経症状と考えられる
　　2．前兆は4分以上にわたり進展し，2種類以上の前兆が連続して生じても良い
　　3．前兆は60分以上持続することはない。2種類以上の前兆の組み合わさるときは，その分持続時間が延長する
　　4．頭痛は前兆後60分以内に生ずる（前兆より以前あるいは同時でも良い）
　C．次のうち1項目を満たす
　　1．臨床的に器質的疾患による頭痛を否定し得る
　　2．臨床的に器質的疾患が疑われても検査により否定できる
　　3．器質的疾患が存在しても，経過より片頭痛との関係が否定できる

での人間関係や労働条件，家庭環境に問題を有する場合など，片頭痛と同様に，ストレスと緊張型頭痛の関連も以前から指摘されている。

　表10に片頭痛と緊張型頭痛の比較を生物・心理・社会・倫理的側面から行ったそれぞれの特徴を示す。

　国際頭痛学会の診断基準によると，こうした緊張型頭痛の症状は軽度あるいは中等度で，日常生活は制限されるが不可能ではないとされているが，実際の

表9　緊張型頭痛の診断基準

I．反復発作性緊張型頭痛 Episodic tension-type headache
　A．次のB〜Dを満たす頭痛が10回以上ある。頭痛の日数は1ヵ月に15日以下
　B．頭痛の持続は30分〜7日
　C．頭痛の性状が次の2項目以上を満たす
　　1．圧迫あるいは締め付けるような（非拍動性）痛み
　　2．軽度〜中等度の痛みで，日常生活を制約はあっても阻害することはない
　　3．両側性
　D．次の2項目とも満たす
　　1．悪心，嘔吐を伴わない（食欲低下程度はある）
　　2．光過敏・音過敏はないか，あっても一方のみ
　E．次のうち1項目を満たす
　　1．臨床的に器質的疾患による頭痛を否定し得る
　　2．臨床的に器質的疾患が疑われても検査により否定できる
　　3．器質的疾患が存在しても，経過より緊張型頭痛との関係が否定できる
II．慢性緊張型頭痛 Chronic tension-type headache
　A．1ヵ月に15日以上の頭痛が6ヵ月以上あり，頭痛は次のB〜Dを満たす
　B．頭痛の性状が次の2項目以上を満たす
　　1．圧迫あるいは締め付けるような（非拍動性）痛み
　　2．軽度〜中等度の痛みで，日常生活を制約はあっても阻害することはない
　　3．両側性
　　4．階段の昇降など日常的な動作により頭痛は増悪しない
　C．次の2項目とも満たす
　　1．嘔吐を伴わない
　　2．次の症状が2項目以上随伴することはない
　　　悪心，光過敏，音過敏
　D．次のうち1項目を満たす
　　1．臨床的に器質的疾患による頭痛を否定し得る
　　2．臨床的に器質的疾患が疑われても検査により否定できる
　　3．器質的疾患が存在しても，経過より緊張型頭痛との関係が否定できる

　臨床場面においては仕事の能率が低下していたり，休業または休学にいたるほどの慢性化した頭痛に遭遇することは少なくない。
　群発頭痛の頭痛部位は，片側の眼から側頭部あるいは前頭部に始まり，顔面領域に広がる。痛みの程度は，他の機能性頭痛の痛みに比べて非常に強く，

表10 片頭痛と緊張型頭痛の比較

	片頭痛 (性格心身症的)	(現実心身症的) 筋収縮性頭痛
bio-	・音・光・気候・食事・月経などの肉体的，物理的要因に左右されやすい ・遺伝的，体質的素因が強い	・筋緊張が高い ・遺伝的要因は少ない
psycho-	・情動，感情への気づきが悪い ・ストレスを抑圧する傾向 ・ストレスに気づかない ・行動的	・緊張しやすい ・不安，抑うつに陥りやすい ・心理的ストレスに動揺しやすい ・夢想的
socio-	・社会性は高い ・外向的 ・過適応	・社会性は普通～低下 ・内向的 ・不適応
ethical-	・完全主義，仕事第一主義 ・自己主張が強い	・事なかれ主義的 ・自己主張は少ない

「えぐられるような」「焼けるような」頭痛と表現されることが多い。

随伴症状として，頭痛と同側の流涙，鼻汁分泌，結膜充血がみられる。眼瞼下垂や縮瞳といったホルネル症候群がみられることがある[2]。表11に国際頭痛学会の診断基準を示す。群発頭痛の性差では，片頭痛とは対照的に男性に4～7倍多く認められる。

3）発生機序

片頭痛の発生機序として，以前より血管説が広く支持されてきた。これは，前兆の時に何らかの原因で血管が収縮し，その後に血管が拡張して片頭痛発作が生じるという説である。動脈が拡張する前の収縮期に一致してみられるのが閃輝暗点（図3）であり，これは眼前にチカチカする閃光や，色のついた模様がゆれ動いてみえるもので，後頭葉視中枢の虚血によるものと考えられている。その後，Olesenらは片頭痛患者の脳血流を測定し，頭痛発作と脳血流増加時期に時間的ずれがあることを示した（図4）[3]。この現象は血管説だけでは説

表11　群発頭痛の診断基準

A．下記のB～Dを満たす発作が少なくとも5回以上ある。
B．片側の眼窩，眼窩上部あるいは側頭部の激しい頭痛が15分～3時間続く。
C．下記の随伴症状が頭痛と同側に少なくとも1つある。
　1．眼瞼結膜充血
　2．流涙
　3．鼻閉
　4．鼻汁
　5．前頭部，顔面の発汗
　6．縮瞳
　7．眼瞼下垂
　8．眼瞼浮腫
D．頭痛の頻度は1回/2日から8回/日以内。
E．次の少なくとも1つを満足する。
　1．臨床的に脳の器質的疾患を否定できる。
　2．脳の器質的疾患が検査で否定できる。
　3．脳の器質的疾患は存在しても，臨床経過から群発頭痛との関係が否定できる

明がつかないため，頭痛の本質は大脳皮質の神経細胞の過剰興奮であるとする神経説，ついで神経説と血管説を結合した三叉神経血管説が提唱された。今日では，三叉神経血管説がもっとも有力な説と考えられているが，セロトニンをはじめとするトランスミッターや遺伝子の分野など解明すべき点は多く残されている[3]。

　緊張型頭痛の発生機序には種々の説があるが，末梢性因子と中枢性因子の存在が注目されている。末梢性因子とは，ストレスや姿勢異常などによって生じる後頭筋，項筋，側頭筋群といった頭蓋をとりまく頭蓋筋の持続的収縮である。頭痛の発生には，筋肉の虚血によって生じる疼痛物質が関与していると考えられている。一方，中枢性因子は精神的，社会的ストレスにより大脳辺縁系の機能異常が引き起こされ頭痛が発生するというものである（図5）[4]。

　群発頭痛の原因としてはヒスタミン，セロトニン，テストステロンなどのホルモン異常が指摘されている。これらのホルモン異常に引き続き二次的な血管や血流の変化が生じる。頭痛時，内頸動脈系は痛みのある側で拡張しており，

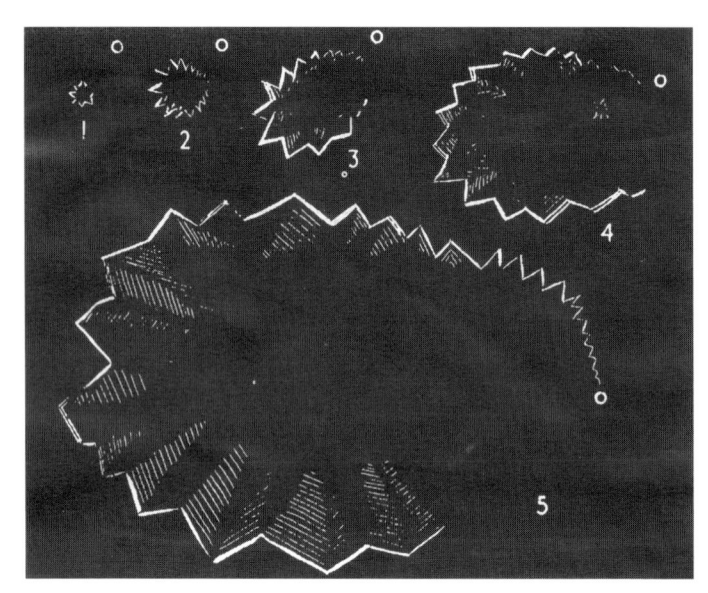

図3　拡大していく視覚障害

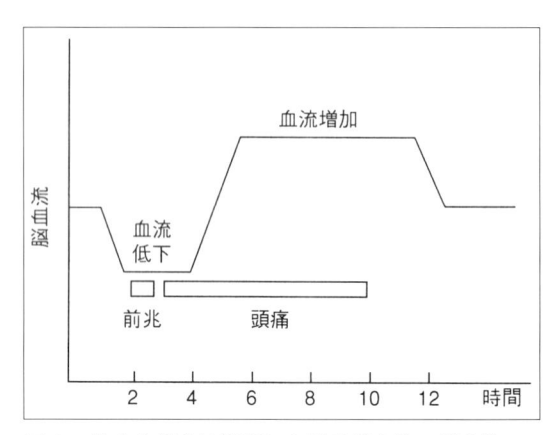

図4　前兆を伴う片頭痛における脳血流の変化[3]
　　　従来の血管説では，血流増加に伴い頭痛が出現すると考えられていたが，Olesenらは脳血流増加と頭痛出現とのあいだに時間的ずれがあることを明らかにした。

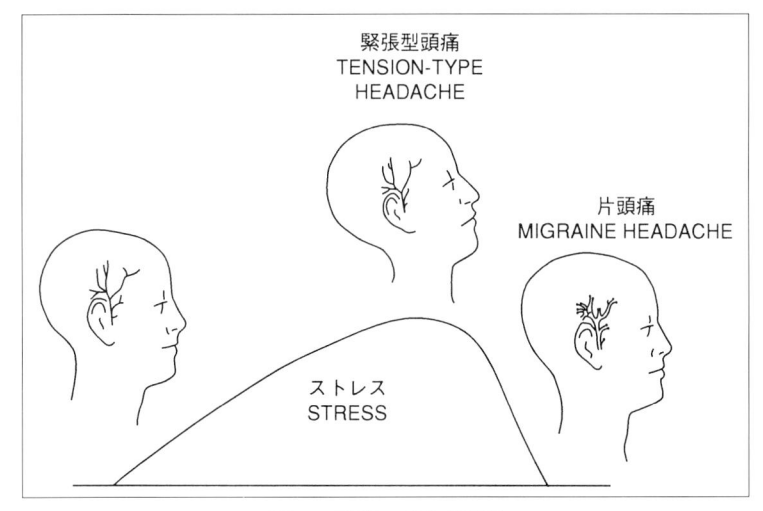

図5　頭痛の発生機序[4]

動脈周囲の交感神経が圧迫されてホルネル症候群が生じる。また，眼窩上動脈や前頭動脈の血流は低下しており，シャント機能として眼動脈が本来の内径以上に押し広げられるため，眼球の奥に痛みが生じると考えられている。しかし，群発頭痛の発生機序は不明な部分が多く残されている。

4）心理社会的側面の評価

頭痛の診断を行う上で，症候性頭痛を除外し，病歴を詳細に尋ねていくことで頭痛を診断することがもっとも重要であることは論をまたない。

心身医学的診断とは，先に述べた身体医学的な診断と心理的および社会的要因との関連を評価することであり，身体・心理・社会的アプローチが基本となる。これはEngelにより提唱された患者を理解するためのモデルであり，身体的な問題と心理社会的な問題をそれぞれ分けて整理し，患者を評価する方法である。

片頭痛や緊張型頭痛は心理社会的要因と密接な関連があることはこれまでに多く報告されてきた。Rasmussen[5]は119例の片頭痛を有する患者のうちの44％，167例の緊張型頭痛を有する患者の78％でストレスが発症要因であった

と指摘し，Kohlerら[6]は片頭痛のトリガーとしては頭痛の2～3日前よりも直前の日常生活のストレスが関与することを報告している。患者のもつ心理社会的問題を的確にとらえることは，診断のみならず，治療の方向性を決定したり，予後を推測する上においても重要なてがかりとなる。

さて，機能性頭痛は神経筋系の代表的な心身症であるが，すべての頭痛が心身症であるわけではない。心身症と診断するためには，頭痛の発症や経過に心理的要因や社会的要因が，密接に関連していることが必要である。しかし，頭痛が典型的な症候であれば身体医学的な診断は比較的容易であるが，頭痛に悩む患者から心理社会的な情報を得ることは必ずしも容易ではない。たとえば，治療者からストレスの有無について尋ねた際に，ストレスはないと返事をする片頭痛患者の中で，実際には職場や家庭内でさまざまな心理的な負担をもっていることが後になってわかる症例も少なくない。このような場合，頭痛を取り除いてもらうことに気をとられるあまり，ストレスなどどうでもよいと感じている場合や，ストレスをストレスと自覚できていない失感情症（アレキシサイミア）などがストレス要因を把握することを困難にしていることが多い。また，心理的な面に触れられることに抵抗を示す患者も頭痛には認められる。そうした患者に積極的に心理的な介入を行うと，かえって増悪してしまうおそれがある。

心理社会的要因がわかりにくい，または心理社会的要因と頭痛との連鎖が見い出しにくい症例に対しては，患者の心理社会的側面を性急に把握しようとせず，心身医学的治療と平行して心身医学的診断を段階的に行っていくことが肝要である。

実際には，傾聴，受容，支持，保証といった一般心理療法を効果的に用いながら心理的サポートを診療の場に盛り込むことで良好な医師患者関係が確立されることにまず重点がおかれる。そうした医師患者関係の基盤のもとに，頭痛患者に侵襲的とならないことを配慮しながら心理社会的要因について尋ねていく場合が多い。診療にあたっては，患者が落ち着いて話すことができるような環境づくりに配慮し，面接が精神的負担にならないように注意する。また，質問はイエス・ノーで答える二者択一の問いかけよりも，「～に関してはどうですか」など，話の主導権を患者に持たせるオープンエンド形式の質問が望まし

表12 心理・社会的因子として重要な項目

①ストレスの評価と対処行動
②心理状態
③性格特性
④行動パターン
⑤対人関係
⑥社会的サポート体制

い[7]。表12に頭痛患者に尋ねておくべき心理社会的因子として重要な項目を示した。

(1) ストレスの評価と対処行動

近親者の喪失体験や家庭内，職場内での葛藤といったストレス要因の存在について，その有無と程度を評価する。昇進，結婚など社会生活上喜ばしい出来事もストレス要因となることに注意が必要である。特に最初の頭痛がおこったときのストレス状況，仕事内容に注意をすることが重要である。また，患者自身がストレスをどのように受けとめ，どのように対処しているかも重要である。

(2) 心理状態

抑うつや不安といった心理状態と頭痛は密接な関係にある。しかしながら，頭痛患者は痛みにとらわれているため，自らは心理状態を治療者になかなか示そうとしないことが多い。そのため，治療者から患者の心理的側面について直接尋ねていく姿勢が必要である。こうした心理状態を把握する上で，TMI，MMPI，MAS，SRQD，エゴグラムといった心理テストを行うことは非常に有用である。しかし，心理テストはあくまでも補助的な検査であり，人格または心理状態の表層部分の情報しか得られない。したがって，抑うつ尺度が高いから，うつ病であるといった短絡的な診断は避けなければならない[8]。

(3) 性格特性

頭痛患者には特徴的な性格傾向が存在するといわれている。片頭痛では，自尊心が高く，完全主義で支配的意欲が旺盛であり，そのほか内気，批判に関し

22　I．頭痛

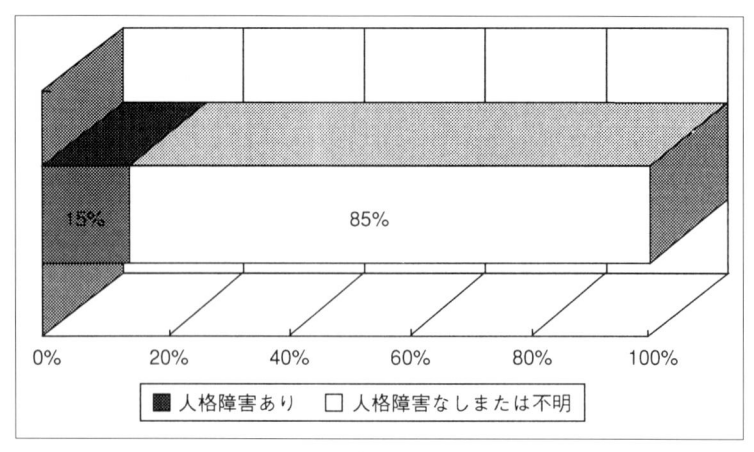

図6　人格障害を有する割合

　て過敏といった傾向が認められやすいとされている。
　一方，緊張型頭痛では内向的で緊張しやすく，自己主張が少ないといった性格傾向を有する場合が多い。
　さて，慢性連日性頭痛など難治性の頭痛が臨床的に問題となっており，鎮痛剤の乱用と関連して人格障害の存在が注目されている。しかし，頭痛に関連した人格障害の具体的な割合を調査した報告はきわめて少ない。Hegarty[9]は，112名の境界性人格障害の患者を調査したところ，60.4%に強度の頭痛が認められたとし，セロトニンの関与を想定している。東邦大学心療内科を初診した頭痛の人格障害に関する調査結果を示す。そこでは，頭痛患者全体の14.7%に人格障害が認められ（図6），女性よりも男性の方が人格障害を認める割合は高かった（図7）。疑い例を含めると頭痛患者のなかに非常に高い割合で人格障害が存在することが推測される。人格障害の内訳として，特定不能，強迫性，境界性人格障害が多かった（表13）。

（4）行動パターン
　ストレスが加わった際に人はその人特有の対処行動をとることが多く，ストレスから回避的になる人や積極的にストレス対処を行う人もいる。社会への適

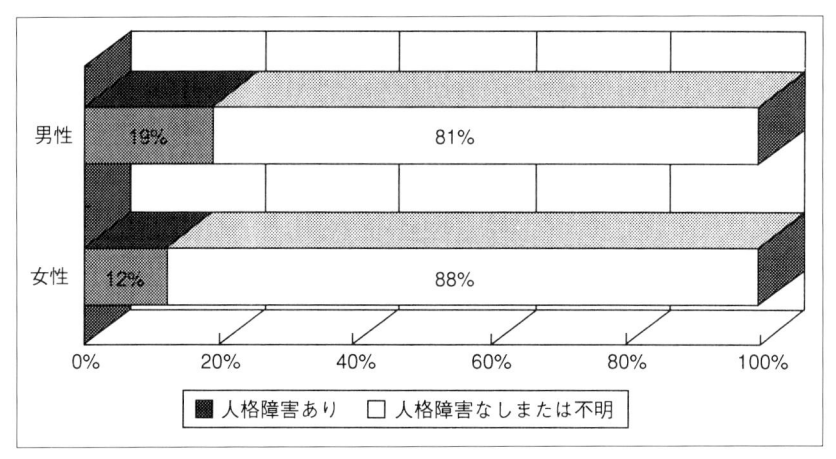

図7 人格障害を有する割合の男女差

男性 19% / 81%
女性 12% / 88%
■ 人格障害あり　□ 人格障害なしまたは不明

表13 人格障害の内訳

人格障害	N (%)
強迫性人格障害	6 (15.4)
境界性人格障害	4 (10.3)
自己愛性人格障害	3 (7.7)
反社会性人格障害	1 (2.6)
回避性人格障害	2 (5.1)
演技性人格障害	1 (2.6)
依存性人格障害	3 (7.7)
分裂病型人格障害	1 (2.6)
特定不能の人格障害	18 (46.2)
計	39 (100)

応性という観点でとらえると，片頭痛では過剰適応的で社会性は高い傾向にあり，反対に緊張型頭痛では，社会不適応に陥りやすく，社会性は低下している場合が多い。

（5）対人関係

家族関係をはじめ，友人，教師，上司との対人関係について把握しておく必要がある。患者の持つ特徴的な対人様式は，医師という対象にも繰り返されることが多く，患者理解の手助けとなる。たとえば，他人に厳しく，上司や同僚を非難することでトラブルをよく起こす患者は，診療の場においても主治医の治療内容や診療態度に批判的となり，主治医が患者に対して陰性の感情を抱きやすい。

（6）社会的サポート体制

頭痛は骨折などの外傷と違い，第3者からは症状の程度を把握することが困難である。また，誰しもが経験したことがある症状であるため，頭痛によって社会不適応をきたした患者に対し，家族や周囲の人々から「怠け者」のレッテルを貼られやすい。こうした周囲の不理解が頭痛の増悪因子や持続因子になっているケースも少なくない。

上記のようなポイントの他に，感情の表現力とその仕方，姿勢，衣服，話す調子と態度，礼儀など言葉以外の情報も患者理解にとっては重要なものとなる。

さらに，受療行動として，今までにどのような医療機関を受診し，その治療内容，効果はどうであったか，今日受診した動機はどのようなもので，治療者に何を期待しているのかといった点について分析および評価しておくとよい。

3．心身医学的治療

頭痛に限らずどのような心身症に対しても，心身医学において「型どおりの治療」は存在しない。基本となるアプローチとしては薬物療法や生活指導，運動などの身体的サポートと一般心理療法，抗うつ薬，抗不安薬の投与などの心理的サポートを併用することである。そのほかの治療法をどのように組み合わせ，どのように行うのか，またいつ行うのかは患者の重症度，心理的治療法に対する親和性，性格傾向などから総合的に判断される。

D. 薬物療法

薬物療法は，急性期治療と予防的治療に大別される。急性期の薬物療法では，薬剤因性頭痛を出現させないために服薬指導を適切に行う必要がある。一方，予防的治療では，薬物療法，生活指導，心身医学的介入などを組み合わせた包括的な介入が必要となる。表14に頭痛に用いられることの多い薬物と適応を示した[10]。

表14 主な頭痛治療薬の分類と適応[10]

	一般名	片頭痛	群発頭痛	緊張型頭痛
エルゴタミン製剤	酒石酸エルゴタミン メシル酸ジヒドロエルゴタミン	++ ++	+ +	
セロトニン作動薬	スマトリプタン	++	++	
Ca拮抗薬	塩酸ロメリジン ニフェジピン 塩酸ベラパミル	++ ++ ++	++ ++ ++	
β遮断薬	塩酸プロプラノロール アテノロール 塩酸カルテオロール	++ ++ ++		
抗セロトニン薬	メシル酸ジメトチアジン	++		
サリチル酸製剤	アスピリン	++	+	+
筋弛緩薬	塩酸エペリゾン 塩酸チザニジン			++ ++
抗うつ，不安薬	塩酸アミトリプチリン 塩酸ミアンセリン ジアゼパム エチゾラム スルピリド	+ + + + +		++ ++ ++ ++ ++
抗てんかん薬	バルプロ酸 フェニトイン	+ +		
抗ヒスタミン薬	シプロヘプタジン	+		
抗そう薬	炭酸リチウム		++	
副腎皮質ステロイド	プレドニゾロン		++	

1. 片頭痛の薬物療法

片頭痛の治療に用いる薬物にはさまざまなものがある。発作の頻度や重症度，随伴症状，日常生活への支障の度合いには個人差があり，個々の発作によっても異なるため，おのおのに適した治療法を選択する。発作について患者に記録させ，それを参考にすることが望ましい。費用効果も検討し，患者の意向を考慮する。

A）急性期治療薬（表15）

1）基本的事項

鎮痛には単剤投与を基本とする[11]が，随伴症状がある場合は制吐薬や筋弛緩薬，鎮静剤を併用する[12]。特に重度の嘔気がある場合，制吐薬の使用は制限しない[13]。投薬開始後3回目の発作までは，投薬内容を変更せず経過をみる[12]。

急性期治療薬の過剰使用は薬剤因性の頭痛を引き起こすことが多いため，長期連用を避けるよう十分な注意が必要であり[13]，患者にも説明しておく[14]。定期的な急性期治療薬の使用は週2日までとする専門家が多い。過剰使用する患者では予防的治療を行うべきである[13]。

2）薬剤

a）鎮痛薬

本邦で頭痛の保険適応があるのはアスピリン・アセトアミノフェン・メフェナム酸のみである。アセトアミノフェンはNSAIDs不適例で用いる[11]が，有効性は確認されていないため単独投与は勧められず，カフェインとの合剤が用いられている[13),14]。

アスピリン・イブプロフェン・ナプロキセンは二重盲検比較試験で有効性が確認されている[13),14]。

b）トリプタン

近年，欧米で片頭痛の急性期治療薬として注目されていたトリプタン系薬剤

が，本邦でも使用可能となった．まず2000年4月にスマトリプタンの皮下注射薬が使用可能となり，次いで2001年8月にスマトリプタンとゾルミトリプタンの経口薬が片頭痛の頓挫薬として認可された．有効率は高く，Pryse-Phillpsらによると，投与後1時間以内での改善率が，経口ではプラセボで27%に対し70%，皮下注ではプラセボ31%に対し77%であった[14]．発作中いつでも有効で，随伴症状に対しても効果が得られるが[11]，エルゴタミン製剤と異なり前兆期の使用は無効である[11),14]．エルゴタミン製剤と比較し，より即効性で，副作用の嘔気も少ないが，24時間以内の再発率は高い[14]．24時間以内のエルゴタミン製剤との併用は禁忌である．虚血性心疾患の既往，コントロール不良の高血圧，脳血管障害，末梢血管障害のある患者でも禁忌であり，高齢者への投与には慎重を要する．

c）エルゴタミン製剤

本邦では酒石酸エルゴタミン配合剤が用いられる．ジヒドロエルゴタミンは，海外では急性期治療に使用されるが，本邦では予防的治療に用いられている．乱用・依存作用があるため，月に3回以上の発作がある患者には適さない[11]．トリプタンとの24時間以内の併用は禁忌である．1日服用したら3日以上の休薬期間を要する．

副作用はスマトリプタンと類似するが，嘔気の頻度は高く，一方胸痛は少ない[14]．

d）制吐薬

メトクロプラミド，ドンペリドン，プロクロルペラジン，クロルプロマジンなどを用いる．

3）適応

前兆期にはトリプタン以外を用いる．軽度〜中等度の発作には，鎮痛薬が適する[11),12),14)]．頭痛は軽度でも嘔気の強い発作では，制吐薬のみで十分なこともある[7]が，有効性は十分に検証されていない[14]．鎮痛薬の効果が不十分な場合はトリプタンまたはエルゴタミンを用いる[11]．

表15　片頭痛発

片頭痛発作治療薬	商品名	投与量(mg/回)	最大投与量(mg/日)	注意点
鎮痛薬				
アスピリン	アスピリンバファリン	500〜1500	4500	
メフェナム酸	ポンタール	500	1500	
イブプロフェン	ブルフェン	200	600	
ナプロキセン	ナイキサン	100〜300	600	
インドメタシン	インダシン	25	75	
ジクロフェナク	ボルタレン	25〜50	100	
トルフェナム酸	クロタム	100〜200	300	
フルフェナム酸	アンサチン	200	600	
アセトアミノフェン	ピリナジンアンヒバ	300〜500	1500	4時間あけ2回まで
トリプタン系薬剤				エルゴタミン製剤との24時間以内の併用禁忌
スマトリプタン	イミグラン	皮下3 経口50〜100	皮下6 経口200	皮下：追加投与の場合は1時間以上の間隔をおく 経口：追加投与の場合は2時間以上の間隔をおく
ゾルミトリプタン	ゾーミック	2.5〜5	10	追加投与の場合は2時間以上の間隔をおく
エルゴタミン製剤				トリプタン製剤との24時間以内の併用禁忌
酒石酸エルゴタミン＋カフェイン	カフェルゴット	1〜2	6	週10mgまで。1日服用したら3日は休薬
酒石酸エルゴタミン＋イソプロピルアンチピリン	クリアミンA	1〜2	6	週10mgまで。1日服用したら3日は休薬
制吐薬				
メトクロプラミド	プリンペラン	筋・静10 経口5〜10	筋・静20 経口30	
ドンペリドン	ナウゼリン	経直腸60 経口10		
クロミプラミン	ウインタミンコントミン	筋注・静注		
プロクロルペラジン	ノバミン	筋注5		

作治療薬一覧

副作用	禁忌	Level of evidence	Quality of evidence	Scientific effect measures
胃潰瘍，発疹，顆粒球減少	過敏症，消化性潰瘍			
		I	A	++
		I		
		I	A	++
			B	+
			B	++
		III	B	0
胃腸障害，胸部不快感，悪心，咽頭痛，しびれ，めまい，眠気，倦怠感	虚血性心疾患，コントロールされていない高血圧，脳血管障害，末梢血管障害			
		I	A	+++
			A	+++
悪心，腹痛，胃腸障害，頭痛，胸部不快感，壊疽，流産	虚血性心疾患，末梢血管障害，妊婦			
		III	筋注 B 静注 B	筋注 + 静注 ++
		III		
			筋注 C 静注 B	++
			筋注 B	+++

中等度〜重度の発作には，前兆の有無に関わらずトリプタンを第一選択とし，これが無効の場合はエルゴタミンを用いる．トリプタンやエルゴタミンが使用できない場合は，鎮痛薬を用いる[11]．

特に重症の発作や，嘔気が強い場合には，スマトリプタン皮下注が第一選択となる．その他，クロルプロマジン 0.1 mg/kg を 20 分かけて静注（無効の場合 15 分おきに総量 37.5 mg まで繰り返す．血圧低下予防のため生食で血管確保しておく），クロルプロマジン 50 mg までの筋注，プロクロルペラジン 5〜10 mg 静注または筋注なども効果が検証されている[13),14)]．デキサメタゾン 12〜20 mg 静注が有効との報告もある[14)]．

小児および妊婦では，基本的に薬物療法は避けるべきであるが，必要時にはアセトアミノフェンまたはアスピリンが勧められる[12)]．

B) 予防的治療薬（表 16）

1) 適応

急性期治療薬の頻用中止により発作の改善を認めることが多いため，予防薬開始の 2〜3 ヵ月前から急性期治療薬の過量使用を禁止しておく[12)]．予防的治療の適応を検討するため，観察期間として急性期治療のみで最低 3 ヵ月経過を見る[11)]．この期間に，急性期治療薬の調整や心理社会的背景の検討も並行して行う[12)]．

予防的治療薬の適応となるのは，日常生活に支障をきたすような発作や遷延する発作が月 2〜3 回以上あり，急性期治療が無効の場合[11)〜14)]，急性期治療薬を月に 10 回以上使用する場合，急性期治療薬で有害事象が生じる場合[13)]などである．

2) 治療目標

予防的治療の目的は，患者の QOL を改善し，薬剤の副作用を最小限に抑えることである．現在使用されている予防的治療薬では，発作の頻度・重症度を軽減することは期待できるが，ほとんどの場合，時に急性期治療を必要とす

る[12),14)]。発作の頻度や強さが半分以下になれば治療効果は十分と判定される[14)]。

3）基本的事項

併存疾患の禁忌にあたらないもので，できれば併存疾患と片頭痛の両方を治療できる薬物を選択する[13)]。最小有効量から開始し，有害事象が生じることなく臨床効果が得られるまで漸増する[13),14)]。その間，患者の記録する頭痛日記を参考に治療効果を評価する[11)]。効果出現まで時間を要することが多く，数週間から数ヵ月かかる場合もあることを，患者に説明しておく必要がある[12)]。3〜6ヵ月後に発作が十分抑制されていれば減量または中止を検討する[13)]。

4）薬剤

本邦で片頭痛予防に保険適応をもつのはロメリジン，ジヒドロエルゴタミン，ジメトチアジンのみである。海外ではβブロッカーが広く使われている。

a）カルシウム拮抗薬

ロメリジンは本邦での第一選択薬である。その他，ベラパミル，ジルチアゼムなどが用いられるが，低血圧・うっ血性心不全・不整脈がある場合は使用を避ける。パーキンソン病およびβブロッカー服用者でも注意を要する。Pryse-Phillps らによると，発作頻度の減少効果は約50％で，βブロッカーとほぼ同等である[14)]。

b）βブロッカー

内因性交感神経作動性のないもの（ISA（−））に効果がある（プロプラノロール，メトプロロール，アテノロール，ナドロールなど）。1剤が無効でも，他のβブロッカーが効くことがある[12),14)]。

本邦では保険適応がないが，海外では，特に高血圧や頻脈がある場合に第一選択薬として広く使用されている[11),12)]。前兆を伴う片頭痛のうち，エルゴタミン製剤を慢性的に使用している患者には投与すべきではない[11)]。その他，抑うつ・喘息・閉塞性肺疾患・徐脈・心不全・末梢血管病変・糖尿病を有するものや高齢者では投与を避ける。

表16 片頭痛

予防的治療薬	商品名	投与量(mg/日)	副作用
Ca拮抗薬			
ロメリジン	ミグシステラナス	10〜20 分2	めまい,ふらつき,眠気
ベラパミル	ワソラン	120〜240	心伝導ブロック
ジルチアゼム	ヘルベッサー	90〜180	心伝導ブロック
β遮断薬			
プロプラノロール	インデラル	30〜90 分3	徐脈,低血圧,抑うつ,不眠
ピンドロール	カルビスケン	3〜5	熱感,悪心,嘔吐
ニプラジール	ハイパジール	6	徐脈,めまい
メトプロロール	ロプレソール		
アテノロール	テノーミン		
ナドロール	ナディック		
抗うつ薬			
アミトリプチリン	トリプタノール	10〜75 分1〜3	口渇,ふらつき,めまい,眠気
抗セロトニン薬			
ジヒドロエルゴタミン	ジヒデルゴット	3 分3	過敏症状,胃腸障害,悪心
シプロヘプタジン	ペリアクチン	4〜12	眠気,口渇,倦怠感
ジメトチアジン	ミグリステン	60〜120	眠気,口渇,ふらつき,月経異常
NSAID			
ナプロキセン			
抗てんかん薬			
バルプロ酸	デパケン	250〜1000 分2	悪心,眠気,肝障害,振戦,脱毛,体重増加

予防薬一覧

禁忌	Level of evidence	Quality of evidence	Scientific effect measures
頭蓋内出血，脳梗塞，妊婦			
高度の徐脈，うっ血性心不全，妊婦，重症低血圧，β遮断薬静注	I	B	＋
高度の徐脈，うっ血性心不全，妊婦		C	？
心不全，喘息，高度の徐脈，低血圧	I	A	＋＋
心不全，喘息，高度の徐脈，低血圧，妊婦			
心不全，喘息，高度の徐脈，妊婦			
高度の徐脈，妊婦	I	B	＋＋
心不全，高度の徐脈，低血圧	I	B	＋＋
心不全，喘息，高度の徐脈，妊婦	I	B	＋
緑内障，重症心・腎・肝・前立腺疾患，甲状腺疾患，低血圧，てんかん	I	A	＋＋＋
閉塞性血管障害			
		C	？
	I	B	＋
肝障害	I	A	＋＋＋

減量は，反跳性頭痛が生じないよう，緩徐に行う[14]。

c) 抗うつ薬

三環系抗うつ薬であるアミトリプチリンは，抑うつや不眠を合併している場合の第一選択薬である[11]。緊張型頭痛の合併例でも有用とされている[11),14]。

有効量には幅がある。10 mg 夜1回から開始し，毎週10 mg ずつ，50 mg まで増量するが，合併する抑うつに対しては，さらに大量を使用する[10]。β ブロッカーとの併用も可能である[11]。

SSRI はセロトニンとの関係から片頭痛の治療薬として注目されているが，その効果はまだ立証されていない。

d) 抗不安薬

不安を伴う片頭痛には抗不安薬の投与を行う。ロメリジンなどの予防薬と併用されることが多いが，片頭痛に特異的に有効な抗不安薬は確立されていない。したがって，薬剤の選択は，年齢，不安の強さ，コンプライアンスなどを考慮して決定する。

e) その他

NSAID のナプロキセン，抗痙攣薬のバルプロ酸などに片頭痛発作の予防効果が認められている[14]ほか，本邦では抗セロトニン薬のジヒドロエルゴタミン，ジメチアジンなどが使用されている。特に，ジヒドロエルゴタミンは起立性低血圧を伴う片頭痛に，またジヒドロエルゴタミンおよびナプロキセンは週末片頭痛（36〜48 時間）および月経に伴う片頭痛（開始3日前から3日後まで）に対する予防投与が有効である[11]。

2. 緊張型頭痛の薬物療法

緊張型頭痛に対しては塩酸チザニジン（テルネリン）や塩酸エペリゾン（ミオナール）などといった骨格筋弛緩薬が第一選択薬とされることが多いが，眠気やふらつきといった副作用に注意しなければならない。必要に応じて抗不安

薬や抗うつ薬が投与されることは片頭痛と同様であるが，特に抗不安薬のエチゾラム（デパス）はその筋緊張緩和作用から緊張型頭痛に用いられることが多い薬剤である。頭痛の程度が強い際には非ステロイド系抗炎症薬を用いることもある。

3．群発頭痛の薬物療法

頭痛発作を頓挫させるために，100％の酸素5〜10 l/分を10から15分間吸入させると高い効果が得られる。

経口薬は片頭痛とおおむね同様であり，発作時にはエルゴタミン製剤を用い，予防薬としてエルゴタミン製剤，抗ヒスタミン剤（塩酸シプロヘプタジン），カルシウム拮抗剤（塩酸フルナリジン，塩酸ベラパミル）を試みる。それらの薬剤の併用療法を用いることもある。

ステロイド製剤は40 mgから始め，以後徐々に漸減し，効果をみながら2〜3週間で中止する。

慢性型の群発頭痛に対して，炭酸リチウムが奏効することがある。ステロイド製剤や炭酸リチウムは副作用の関係から，使い慣れていないと使用が難しい薬剤である。

E．心理療法

1．一般心理療法

一般心理療法は心身医学の中核を形成するものであり，「受容」「支持」「保証」という3つの柱から成り立っている。

頭痛をもつ患者の訴えに注意深く耳を傾け，先入観を持つことなくありのままを受け入れ，「ずっと頭痛が続くからイライラするのですね」などと共感的態度を示すことが受容である。

支持とは，患者の気持ちを外から温かく支えることをいう。

保証とは十分に身体的検査を行い，器質的疾患を除外した後に，頭痛の成り

立ちや仕組みについて説明し，理解させることである。頭痛を持つ患者は自分が脳腫瘍や脳血管障害などの器質的疾患に罹患したのではないかと心配し不安になることが多い。そのため，保証を的確に行うことは，患者の不安感を軽減すると同時に良好な医師患者関係の構築にも役立つ。

2．生活指導

　機能性頭痛の治療において，生活指導は重要な意味をもち，適切な指導を行うことのみで頭痛が改善する場合も多い。機能性頭痛の各疾患において指導内容が異なるため，治療者が正確な知識を持っていることが要求される。

　片頭痛ではチョコレート，赤ワインなどのアルコール，強いにおいのチーズなどで誘発されることがある。光や音で誘発されることも知られており，夏場にサングラスを着用することを指導することもある。睡眠不足や睡眠過多に陥らないように注意し，肉体的および精神的ストレスに対して上手く対応することも大切な要素である。

　緊張型頭痛の患者に対しては，適度な運動で筋肉をほぐすように指導を行う。頭痛患者は安静第一と自分で考え必要以上に臥床がちとなり，結果的に緊張型頭痛の増悪原因となっているケースも多く経験する。緊張型頭痛は後頭部や頸部の筋肉系の緊張が問題となっており，通常の散歩程度の運動では効果が認められないことが多い。そのため，腕を大きく振りながらでの散歩や水泳など具体的な運動内容について患者に指導を行うとよい。対人関係上の精神的ストレスやコンピューター業務などの労働条件から由来する身体的ストレスなどにも注意をはらい，改善しやすいものから対応していくことが望ましい。まれにではあるが，診断書などで一定期間の休養をとらせることもある。

　群発頭痛患者に対しては，頭痛の生じている期間はアルコールの摂取を禁じる。過度のストレスや過労は頭痛を誘発するため，これを回避するよう指導することは他の片頭痛や緊張型頭痛と同様である。しかし，現実にはストレスを回避することは必ずしも容易ではなく，回避方法やストレスを緩和する方法について患者の立場にたって，ともに考え，模索していくことがもっとも重要な点であろう。

3．バイオフィードバック療法

　頭痛に用いられることの多い心身医学的治療法に，バイオフィードバック療法がある。

　バイオフィードバック療法とは，自律訓練法とならび心身医学領域で行うリラクセーション法の一つで，緊張状態時に生じる好ましくない生体反応を皮膚温や筋電位といった視覚的または聴覚的に理解可能なパラメーターに変えて呈示することによって，身体的に好ましい反応が生じるように学習を促す自己制御法であり（図8）[15]，この治療法は，学習理論を基礎理論としてもっている[16]。一般的に片頭痛に対しては皮膚温バイオフィードバック法が，緊張型頭痛に対しては前頭部や後頭部の筋弛緩を目的とした筋電図バイオフィードバック法が用いられることが多い。

　こうした，バイオフィードバック療法を頭痛患者に用いることは「頭痛を何とか取り除いて欲しい」と他力本願に陥っている患者の姿勢を，自分自身で症状をマネージメントしていく姿勢へと変容させる意義ももつ。

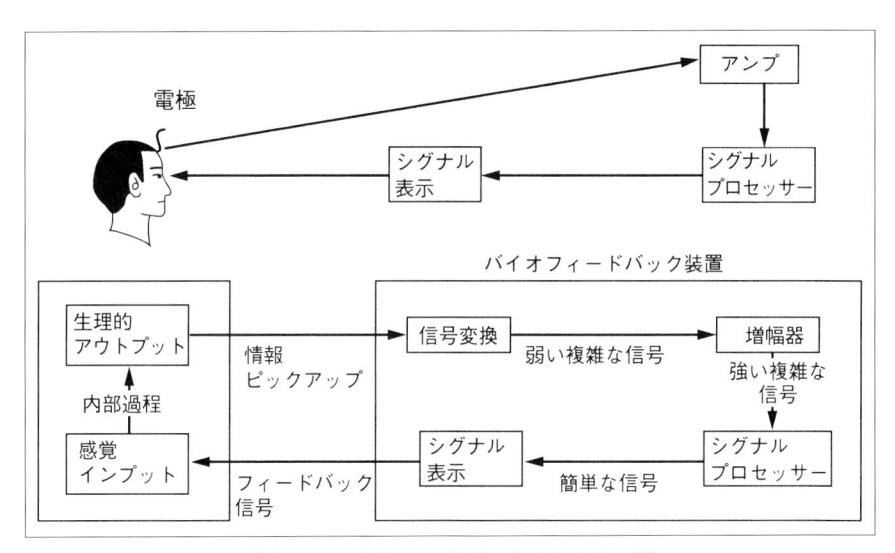

図8　バイオフィードバックのシステム[15]

4. ウェルネスプログラム

　米国のメニンガークリニックにおける頭痛センターでは，頭痛に対する包括的な治療が積極的に行われ，「ウェルネスプログラム」とよばれている。表17に同プログラムの頭痛に対する治療オプションを示す。紙面の都合で詳しく紹介することはできないが，患者の頭痛に対する自己制御が重要であり，患者が積極的に楽しみをもちながら参加できるようなプログラムであることが強調されている[17]。本邦においても同様のプログラムが研究，開発されていくことを期待する。

文献

1) 内山真一郎：頭痛の問診. medicina 34：1262-1265, 1997.
2) 佐藤史郎：群発頭痛の治療と予防, 総合臨床 49 (6)：1846-1850, 2000.
3) 荒木信夫：2.片頭痛・群発頭痛の病態と新しい薬物療法 1) 片頭痛・群発頭痛の病態と発症機序. 医薬ジャーナル 36 (11)：80-86, 2000.
4) 端詰勝敬, 坪井康次：心身症の治療と展開. 緊張型頭痛. 現代のエスプリ 361：49-56, 1997.
5) Rasmussen BK：Migraine and tension-type headache in a general population：precipitating factors, female hormones, sleep pattern and relation to lifestyle. Pain 53 (1)：65-72, 1993.
6) Kohler T, Haimerl C：Daily stress as a trigger of migraine attacks：results of thirteen single-subject studies. J Consult Clin Psychol 58 (6)：870-872, 1990.
7) 坪井康次：頭痛. 心身医療 2：1031-1036, 1990.
8) 筒井末治：内科診療における心身医学的アプローチ. medicina 32：1062-1065,

表17　ウェルネスプログラムにおける治療オプション

1) 薬物療法
2) 自己制御/ストレスマネージメント　スキルトレーニング
3) エアロビック　エクセサイズ
4) 食行動への気づきとマネージメント
5) 自己尊厳, 家族や周囲に対する感情への働きかけ

1995.
9) Hegarty AM：The prevalence of migraine in borderline personality disorder. Headache 33：271, 1993.
10) 大竹敏之：頭痛の薬物療法. Psychosomatic symposium on headache 2000 proceedings：35-38.
11) Italian Society for the Study of Headache：Guidelines and recommendations for the treatment of migraine. Functional Neurology： (8)6；441-446, 1993.
12) Danish Neurological Society and the Danish Headache Society：Guidelines for the management of headache. Cephalalgia 18 (1)：9-22, 1998.
13) Silberstein SD：Practice parameter：evidence-based guidelines for migraine headache (an evidence-based review)：report of the Quality Standards Subcommittee of the American Academy of Neurology. Neurology 55 (6)：754-763, 2000.
14) Pryse-Phillips WEM, Dodick DW, Edmeads JG et al.：Guidelines for diagnosis and management of migraine in clinical practice. CMAJ 156 (9)：1273-1287, 1997.
15) 坪井康次：バイオフィードバック療法, 現代のエスプリ, 至文堂, 172-180, 1997.
16) 武市昌士, 坂井　誠：バイオフィードバック, 臨床精神医学増刊号, 178-179, 1995.
17) Simons A, et al.：A Wellness Program in the Treatment of Headache., Headache, 26 (7)：343-352, 1986.

F. 片頭痛と精神疾患

1. 片頭痛と抑うつ, パニック障害

　慢性頭痛の患者は頭痛以外にも，身体的または精神的症状を伴うことがあり，著者らの行った一般大学生を対象にした調査においても片頭痛症状（特に前兆を伴わない片頭痛）をもつ学生は，他の頭痛をもつ学生やまったく頭痛をもたない学生と比較して，腹痛や動悸などの身体症状のスコアが高く，また不安感，イライラ感といった精神症状のスコアも高いことがわかった（図9，10）。こ

れらの結果は，片頭痛では頭痛はもちろんであるが，その他の身体的および心理的な症状を随伴していることが多いことを意味している。

従来より，片頭痛は緊張型頭痛と並んで抑うつや不安といった心理状態が関連することが知られていた。さらに，うつ病やパニック障害が頭痛の二次的病態としてだけではなく，頭痛のない時にも出現する症例が増加傾向にあり，片頭痛における精神疾患の随伴が，comorbidityとして注目されている[1)~4)]。

comorbidityという概念は，1970年にFeinsteinが提唱したもので，同一の症例に2つ以上の病気がいかなる時期にせよ，存在する場合をcomorbidityと呼ぶとされている。今日では，片頭痛のcomorbidityとしてうつ病をはじめ，パニックディスオーダー，エピレプシー，Strokeといった疾患が知られるようになった（表18)[5)]。

片頭痛のcomorbidityというのは，片頭痛患者がライフスパンの中で発症する率の高い疾病のことであるが，そこには，環境的要因の他に，片頭痛とcomorbidityとの間に共通の生物学的素因が存在するのではないかと推測され

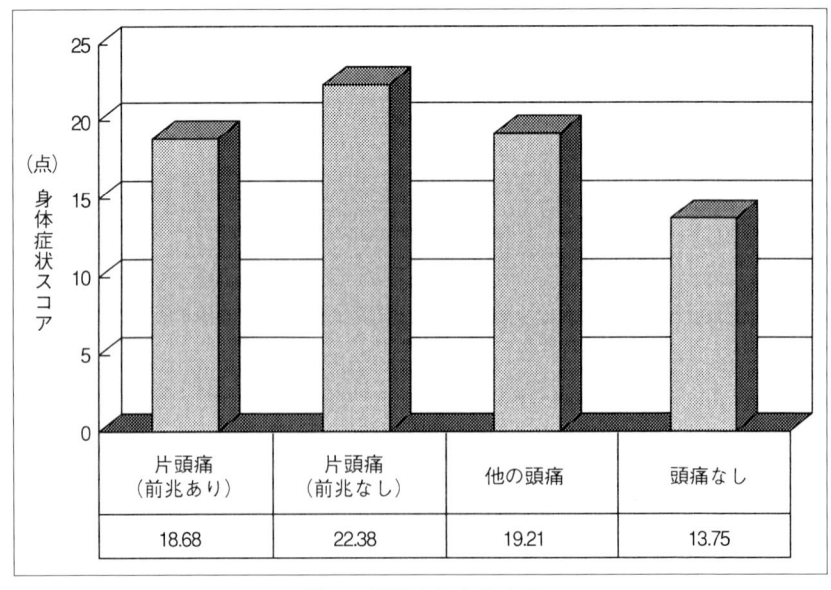

	片頭痛 （前兆あり）	片頭痛 （前兆なし）	他の頭痛	頭痛なし
身体症状スコア（点）	18.68	22.38	19.21	13.75

図9 片頭痛と身体症状

F. 片頭痛と抑うつ, パニック障害

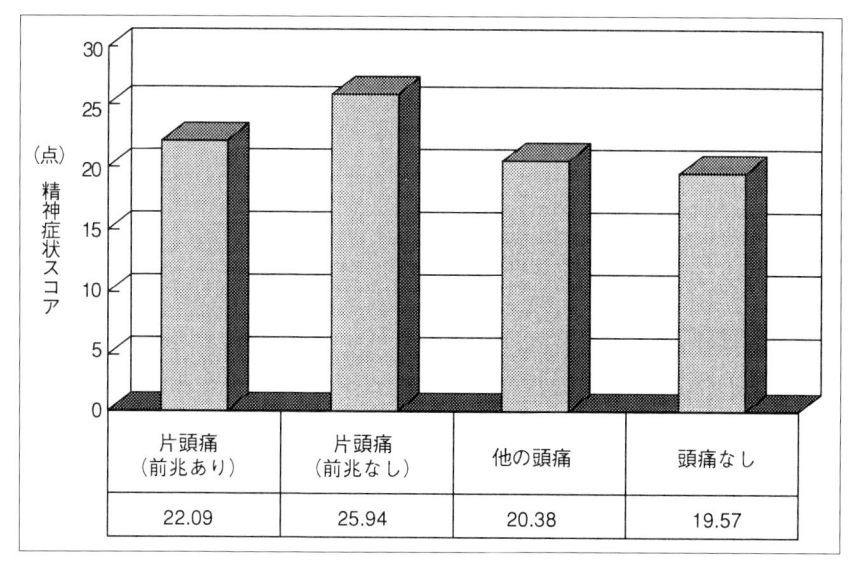

	片頭痛(前兆あり)	片頭痛(前兆なし)	他の頭痛	頭痛なし
精神症状スコア(点)	22.09	25.94	20.38	19.57

図10 片頭痛と精神症状

表18 片頭痛の comorbidity

うつ病
パニック障害
てんかん
脳血管障害

ている。すなわち,片頭痛では発作後に5-HIAAが尿中に増加すること,発作中に血小板中の5-HTが低下すること[6],治療薬として5-HT 1 Dagonist (sumatriptan) が存在していることからセロトニンの発症への関与が推定され,同様に,うつ病では脳幹部や視床下部での5-HT濃度低下や血小板の5-HT 2受容体の変化が認められ,さらにパニックディスオーダーでは5-HT 1 A受容体と不安との関連が考えられている。そのため,片頭痛,うつ病,パニック障害の発症には心理社会的ストレス要因のほか,共通の生物学的素因として,セロトニン代謝異常が関与している可能性が示唆されているわけである(図11)。

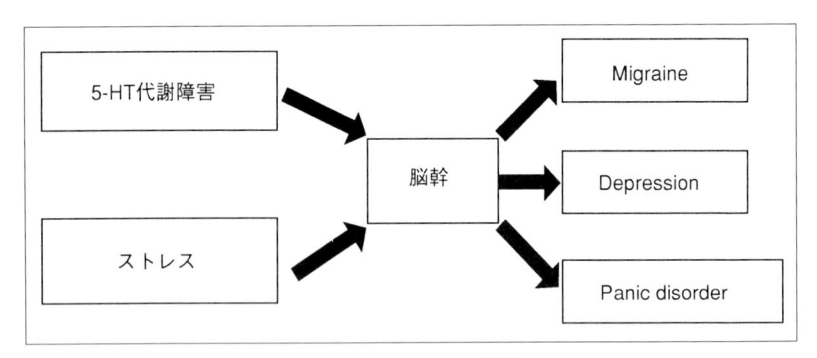

図 11　Comorbidity の成因仮説

　表 19, 表 20 に大うつ病エピソードとパニック発作の DSM-IV における診断基準をそれぞれ示した。最近の報告によると，片頭痛にうつ病が comorbid した例では高率に不安障害が comorbid するとされ，片頭痛とうつ病・パニック障害との関連性は非常に高いものと考えられる[7]。さらに，Marazzitti らは神経内科を通院中の 73 名の頭痛患者について調査を行い，前兆を伴う片頭痛の 42%，前兆を伴わない片頭痛の 32% にパニック障害の随伴が認められたことを報告している。また，うつ病の随伴は片頭痛の約 7% に認められたとしている[2]。

　われわれが一般大学生 301 名を対象に行った調査では全体の 24% に片頭痛症状が認められ，そのうち 28% に抑うつの随伴を，34% にパニック障害の随伴を認めた（図 12, 13）。

　片頭痛の患者は頭痛のことだけを診察場面に訴え続けることが多い。治療者においては頭痛の状態のみではなく，患者の心理状態にも気を配ることが望まれるが，煩雑な日常診療のなかでは，困難であることも多い。そのため，片頭痛に対する一般的な身体的薬物治療に抵抗を示す症例には少なくともうつ病やパニック障害の随伴を疑う習慣をもち，抑うつや不安を評価する心理テストや心理面接を積極的に行うことを心がけている。抑うつや不安の合併に気づかずに漫然と片頭痛の治療を続けることは頭痛の慢性化の原因となるばかりか，医療経済的にも悪影響を及ぼすことにつながる。

表19　大うつ病エピソードの診断基準[8]

以下の症状のうち5つ（またはそれ以上）が同じ2週間の間に存在し，病前の機能からの変化を起こしている：これらの症状のうち少なくとも1つは，（1）抑うつ気分または（2）興味または喜びの喪失である。
(1) その人自身の言明（たとえば，悲しみまたは，空虚感を感じる）か，他者の観察（たとえば，涙を流しているように見える）によって示される，ほとんど1日中，ほとんど毎日の抑うつ気分。
(2) ほとんど1日中，ほとんど毎日の，すべて，またはほとんどすべての活動における興味，喜びのいちじるしい減退（その人の言明，または他者の観察によって示される）。
(3) 食事療法をしていないのに，いちじるしい体重減少，あるいは体重増加（たとえば，1ヵ月で体重の5％以上の変化），またはほとんど毎日の，食欲の減退または増加。
(4) ほとんど毎日の不眠または睡眠過多。
(5) ほとんど毎日の精神運動性の焦燥または制止（他者によって観察可能で，ただ単に落ち着きがないとか，のろくなったという主観的感覚ではないもの）。
(6) ほとんど毎日の易疲労性，または気力の減退。
(7) ほとんど毎日の無価値観，または過剰であるか不適切な罪責感（妄想的であることもある），（単に自分をとがめたり，病気になったことに対する罪の意識ではない）。
(8) 思考力や集中力の減退，または，決断困難がほとんど毎日認められる（その人自身の言明による，または，他者によって観察される）。
(9) 死についての反復思考（死の恐怖だけではない），特別な計画はないが反復的な自殺念慮，自殺企図，または自殺するためのはっきりとした計画。

2．片頭痛と疼痛性障害

　われわれの外来を受診する片頭痛の多くは，通常の薬物療法のみではなかなか改善が認められにくい片頭痛であるが，それら難治性の片頭痛のなかに，疼痛性障害として対応した方がよいと考えられるケースが存在する。疼痛性障害は米国精神医学会のDSM-IVの診断基準における身体表現性障害（身体症状を呈することによって，心理的または社会的要因による葛藤から回避する病態）に属する疾患である[8]。表21に疼痛性障害の診断基準を示した。長い病

表20　パニック発作の診断基準[8]

強い恐怖または不安を感じるはっきり他と区別できる期間で，その時，以下の症状のうち4つ（またはそれ以上）が突然に出現し，10分以内にその頂点に達する。
(1)動悸，心悸亢進，または心拍数の増加。
(2)発汗。
(3)身震いまたは震え。
(4)息切れまたは息苦しさ。
(5)窒息感。
(6)胸痛または胸部不快感。
(7)嘔気または腹部の不快感。
(8)めまい感，ふらつく感じ，頭が軽くなる感じ，または気が遠くなる感じ。
(9)現実感消失（現実でない感じ），または離人症状（自分自身から離れている）。
(10)コントロールを失うことに対する，または気が狂うことに対する恐怖。
(11)死ぬことに対する恐怖。
(12)異常感覚（感覚麻痺またはうずき感）。
(13)冷感または熱感。

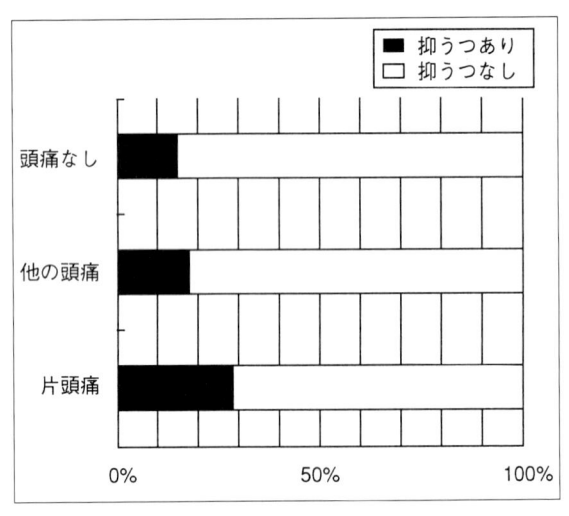

図12　片頭痛と抑うつ

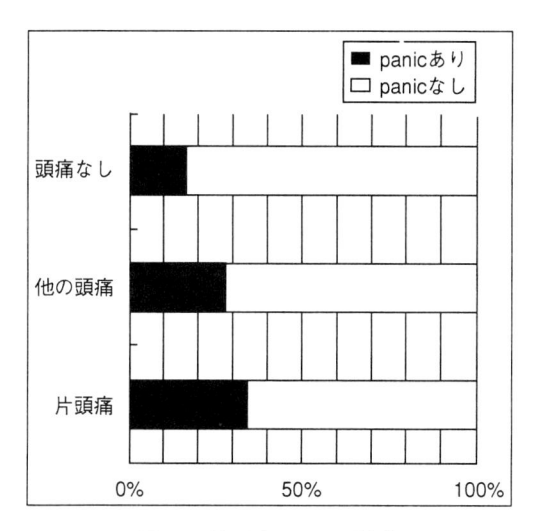

図13 片頭痛と Panic 障害

歴をもち，片頭痛とも緊張型頭痛ともいい難いような頭痛を執拗に訴え続け，鎮痛剤の乱用といった依存行動が認められることが多い．

慢性疼痛をみわけるコツとして，山内らは痛みの動揺性，誇示的表現，情緒障害の合併，発症にかかわる心理社会的要因への気づきの欠如をあげ，適度の運動と休養を指示するリハビリテーションがなによりも大切であると指摘している[9]．

治療の目標は頭痛の軽減と同時に頭痛を持ちながらの社会適応であるが，境界性人格障害などが合併する例も少なくなく，精神科や心療内科医と連携を行いながら治療を進めることも一つの方法である．

疼痛性障害と同様に慢性的な頭痛が長期間持続する片頭痛や緊張型頭痛の患者が近年増加しており，その病態や治療法をめぐって大きな問題となっている．このような頭痛は慢性連日性頭痛（Chronic daily headache）とよばれており，心理的または社会的にさまざまなストレス要因を抱えていることが多い．

表21 疼痛性障害の診断基準[8]

A. 1つまたはそれ以上の解剖学的部位における疼痛が臨床像の中心を占めており、臨床的関与に値するほど重篤である。
B. その疼痛は、臨床的にいちじるしい苦痛または、社会的、職業的、または他の重要な領域における機能の障害を引き起こしている。
C. 心理的要因が、疼痛の発症、重症度、悪化または持続に重要な役割を果たしていると判断される。
D. その症状または欠陥は、(虚偽性障害または詐病のように) 意図的に作り出されたりねつ造されたりしたものではない。
E. 疼痛は、気分障害、不安障害、精神病性障害ではうまく説明されないし、性交疼痛症の基準を満たさない。

文献

1) Mitsikostas D.D, et al.：Comobidity of headache and depressive disorders, Cephalalgia 19：211-7, 1999.
2) Marazzitti D, et al.：Headache, Panic Disorder and Depression：Comorbidity or a Spectrum?, Neuropsychobiology, 31：125-9, 1995.
3) Guidetti V.：Headache and psychiatric comorbidity：clinical aspects and outcome in an 8-year follow-up study, Cephalalgia 18：455-462, 1998.
4) Marchesi C, et al.：Prevalence of migraine and muscle tension headache in depressive disorders, J Affect Disorder 16：33-6, 1989.
5) Lipton, R.B., Silberstein, S.D.：Why study the comorbidity of migraine? Neurology 44 (suppl.7)：4-5, 1994.
6) 坂井文彦：頭痛の発生機序と分類. 臨床医 22 (12)：2-8, 1996.
7) Stewart, W., Breslau, N. and Keck, P.E.：Comorbidity of migraine and panic disorder. Neurology 44 (suppl.7)：23-27, 1994.
8) The American Psychiatric Association：Diagnostic and statistical manual of mental disorders, 4 thed. (高橋三郎, 大野　裕, 染矢俊幸, 訳 DSM-IV 精神疾患の分類と診断の手引き). 医学書院, 1995.
9) 山内祐一, 水谷好成：慢性疼痛. Medicina 32 (6)：1104-1106, 1995.

G. 頭痛と Quality of life

　Quality of life（以下，QOL）とは生活の質と訳されることが多いが，WHOによると「一個人が生活する文化や価値観のなかで，目標や期待，基準，関心に関連した自分自身の人生の状況に対する認識」と定義づけられている[1]。したがって，QOLとはある人が現在置かれている状況において，身体的および心理社会的側面に関する主観的な満足度や幸福度といった価値観を多面的に評価しようとするものといえる。

　一方，近年の医学や医療における急速な進歩に伴い，医療現場における重点が肺炎や外傷といった急性疾患から高血圧や糖尿病といった慢性疾患に移行してきており，慢性疾患のなかでも慢性的な頭痛は苦痛を伴いやすく，「悪い病気にかかったような」不安感を惹起しやすい症状であるため，他の慢性疾患よりも抑うつ症状・不安症状といった心理的問題や対人関係上の問題，また休職・休学などの社会的問題を伴いやすいことが知られている。

　そのため，近年では一般的なQOL調査票や，片頭痛，緊張型頭痛または群発頭痛などに特異的でかつ身体的側面以外にも心理的社会的側面などを包括したQOL調査票が多数作成されるようになった。

1．慢性頭痛における QOL

　QOLは概念的な意味合いが強いため，研究者によってその捉え方には微妙な違いが生じる。したがって，QOLを構成する要素や項目も調査票によって一部異なっているが，一般的なQOL調査票の一例としてWHOによって作成されたWHO/QOL-26調査票におけるQOLを評価するための領域と下位項目を表22に示す。「全般的な生活の質」を問う2項目のほかに，「身体的領域」，「心理的領域」，「社会的関係」，「環境」の4領域について主観的な満足度を5段階にて評価するものとなっている。

　諸外国における慢性頭痛のQOL調査票についてみると，Jhingranらは片頭痛に特異的なQOL調査票を作成するにあたり，「症状に伴う社会的制約」，

表22 WHO/QOL 26 の構成項目[1]

領域	下位項目（24下位項目）	質問事項
身体的領域	日常生活動作	毎日の活動をやり遂げる能力に満足していますか
	医薬品と医療への依存	毎日の生活の中で治療（医療）がどのくらい必要ですか
	活力と疲労	毎日の生活を送るための活力はありますか
	移動能力	家の周囲を出回ることがよくありますか
	痛みと不快	体の痛みや不快のせいで，しなければならないことがどのくらい制限されていますか
	睡眠と休養	睡眠は満足のいくものですか
	仕事の能力	自分の仕事をする能力に満足していますか
心理的領域	ボディ・イメージ	自分の容姿（外見）を受け入れることができますか
	否定的感情	気分がすぐれなかったり，絶望，不安，落ち込みといった嫌な気分をどのくらいひんぱんに感じますか
	肯定的感情	毎日の生活をどのくらい楽しく過ごしていますか
	自己評価	自分自身に満足していますか
	精神性/宗教/信条	自分の生活をどのくらい意味のあるものと感じていますか
	思考，学習，記憶，集中	物事にどのくらい集中することができますか
社会関係的領域	人間関係	人間関係に満足していますか
	社会的支援	友人たちの支えに満足していますか
	性的活動	性生活に満足していますか
環境	金銭関係	必要な物が買えるだけのお金を持っていますか
	自由，安全と治安	毎日の生活はどのくらい安全ですか
	健康と社会的ケア：利用のしやすさと質	医療施設や福祉サービスの利用しやすさに満足していますか
	居住環境	家と家のまわりの環境に満足していますか
	新しい情報と技術の獲得の機会	毎日の生活に必要な情報をどのくらい得ることができますか
	余暇活動の参加と機会	余暇を楽しむ機会はどのくらいありますか
	生活圏の環境（公害/騒音/気候）	あなたの生活環境はどのくらい健康的ですか
	交通手段	周辺の交通の便に満足していますか

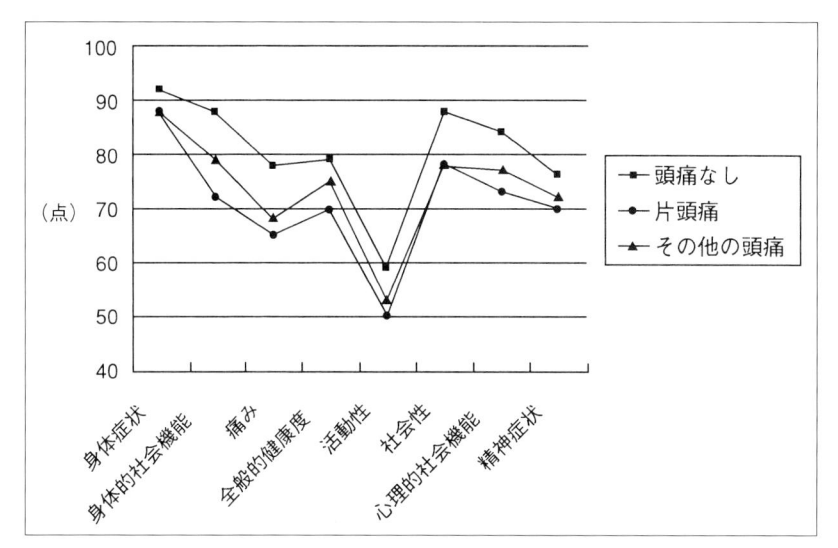

図14 看護師における片頭痛とQOL[3]

「予防に伴う社会的制約」,「心理的領域」の3要素が重要であると指摘している[2]。

片頭痛や緊張型頭痛などといった慢性頭痛がQOLに及ぼす影響については,米国での興味深い報告がある。片頭痛や他の慢性頭痛をもつ看護師におけるQOLを調査したところ,頭痛をもたない看護師と比較して身体症状,身体的社会機能,痛み,全般的健康度,活動性,社会性,心理的社会機能,精神症状のすべての領域でQOLの障害が認められたとし,QOLの低下は片頭痛がもっともいちじるしいとされている[3]（図14）。

著者らが大学生を対象にWHO/QOL-26を用いて行った調査結果を図15～図20に示す。片頭痛をもつ学生はその他の頭痛をもつ学生や頭痛をもたない学生と比較してQOLが低い傾向があり,特に「身体的領域」,「環境」,「全般的な生活の質」,「平均」の各領域においてQOLの低下は顕著であった。片頭痛における前兆とQOLとの関連については,前兆を伴わないものの方が前兆を伴うものよりもQOLへの影響を受けやすい傾向を認めた。

以上の調査結果は,片頭痛をはじめとする慢性頭痛では,他の慢性疾患と同

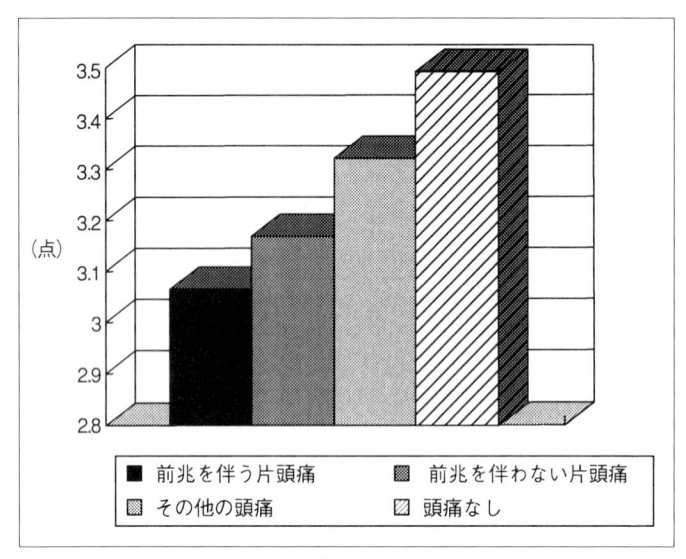

図15　片頭痛とQOL（身体面）

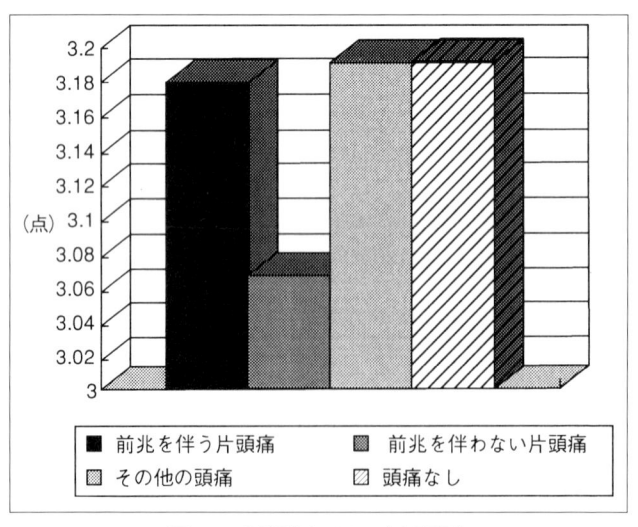

図16　片頭痛とQOL（心理面）

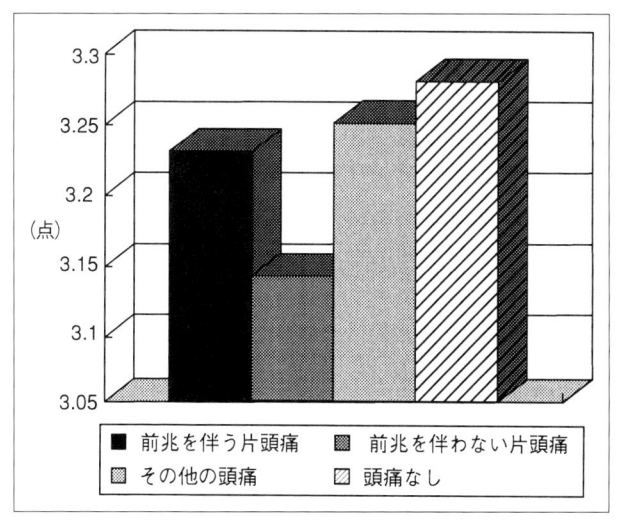

図17　片頭痛とQOL（社会面）

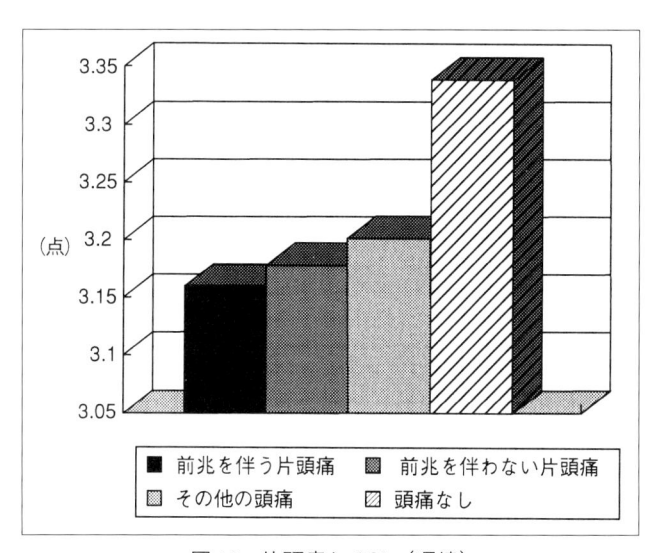

図18　片頭痛とQOL（環境）

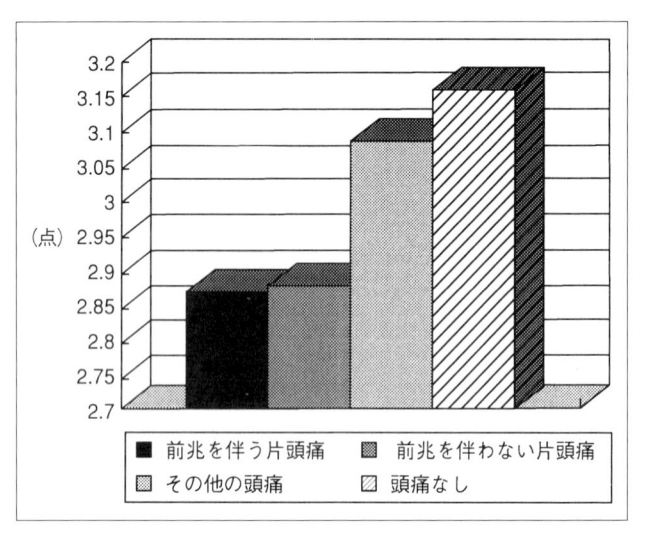

図19　片頭痛とQOL（全般）

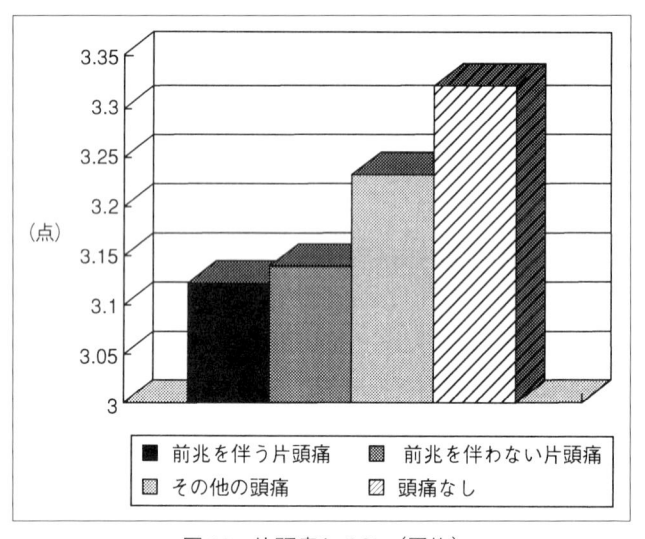

図20　片頭痛とQOL（平均）

様またはそれ以上にQOLへの悪影響を受けることを示したものと思われる。

慢性頭痛の多くは片頭痛，緊張型頭痛，群発頭痛などの機能性頭痛であり，頭部CT・MRIや血液生化学的な検査において異常が認められないことが多い。そのため，医療者側から「たいしたことのない頭痛」として取り扱われがちであるが，頭痛という身体症状はあくまでも表象かつ部分的な問題であり，身体症状の陰に存在する心理的，社会的，対人関係的な問題に注意しながら医療を行っていく必要がある。

文献

1) 世界保健機関　精神保健と薬物乱用予防部編（田崎美弥子，中根允文監修）: WHO QOL 26 手引. 1-34, 金子書房, 東京, 1997.
2) Jhingran P. et al.: MSQ: Migraine-Specific Quality-of-life Questionnaire. Pharmacoeconomics 13 (6): 707-717, 1998.
3) Durham CF. et al.: Quality of Life and Productivity in Nurses Reporting Migraine. Headache 38: 427-435, 1998.

表23　片頭痛性格

①完全主義
②権威主義
③偏見をもちやすい
④易怒的
⑤感情を抑圧する傾向

H. 頭痛と性格

　片頭痛患者における性格的特徴に関しては古くから論議されており，Wolffらの先駆的観察によって指摘された完全主義，権威主義，偏見をもちやすく，易怒的であるが感情を抑圧する傾向にあることなどがいわゆる「片頭痛性格」(表23) として一般的に認知されてきた[1,2]。しかし，StronksらはWolffの研究に対して対照群との比較がされていないこと，片頭痛患者のみを対象としており一般人口における片頭痛が考慮されていないことなどを批判した上で，片頭痛患者，緊張型頭痛患者，一般健常者の性格特性，ストレスに対する心理的反応を比較したところ，片頭痛に特異的な特徴は得られなかったと述べている[3]。

　われわれが一般大学生を対象に行った調査において，前兆を伴わない片頭痛は能動的なストレスコーピング様式をとる傾向が高く (図21)，安藤も同様の調査結果を報告している[4]。一方，性格特性に関しては前兆を伴う片頭痛と前兆を伴わない片頭痛は，その他の頭痛や頭痛をもたないものと比べて高い時間切迫性を認めたが (図22)，従来指摘されてきたほど高い易怒性 (攻撃性) は示されなかった (図23)。また，好孤立性と嗜好性に関して差は認められなかった (図24，25)。

文献

1) Wolff HG：Headache and Other Head Pain, 3rd Ed., revised by Dalessio, D. J., Oxford Univ. Press, New York, pp 525, 1972.
2) Peatfield R：片頭痛と性格. 喜多村孝一 (監), 谷川達也 (訳)：頭痛. シュプリンガー・フェアラーク東京株式会社, 東京, pp 52, 1988.
3) Stronks DL, Tulen JHM, Pepplinkhuizen L, et al.：Personality traits and psychological reactions to mental stress of female migraine patients. Cephalalgia 19：560-574, 1999.
4) 安藤一也：片頭痛型血管性頭痛. 頭痛. 南江堂, 東京, pp 58-94, 1976.

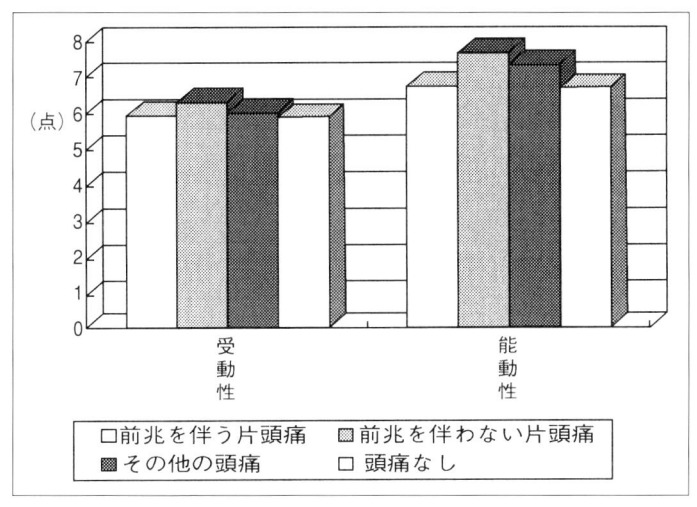

図 21　片頭痛のストレスコーピング

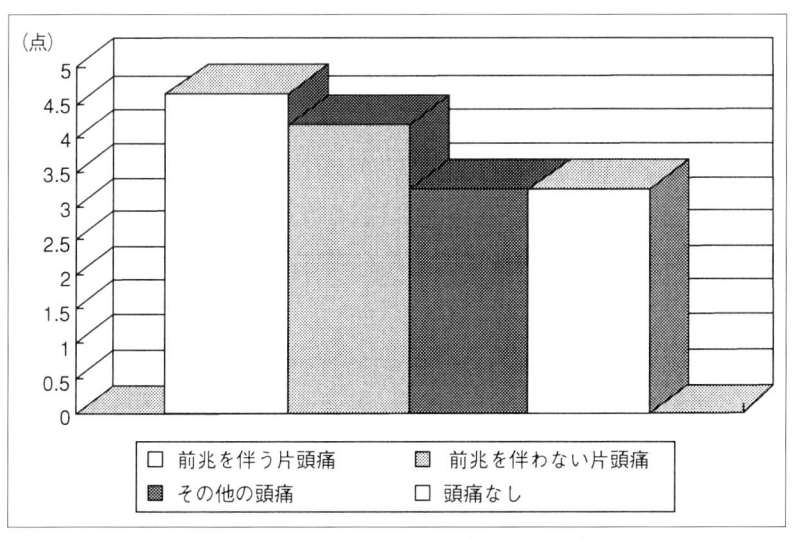

図 22　片頭痛の性格特性（時間切迫性）

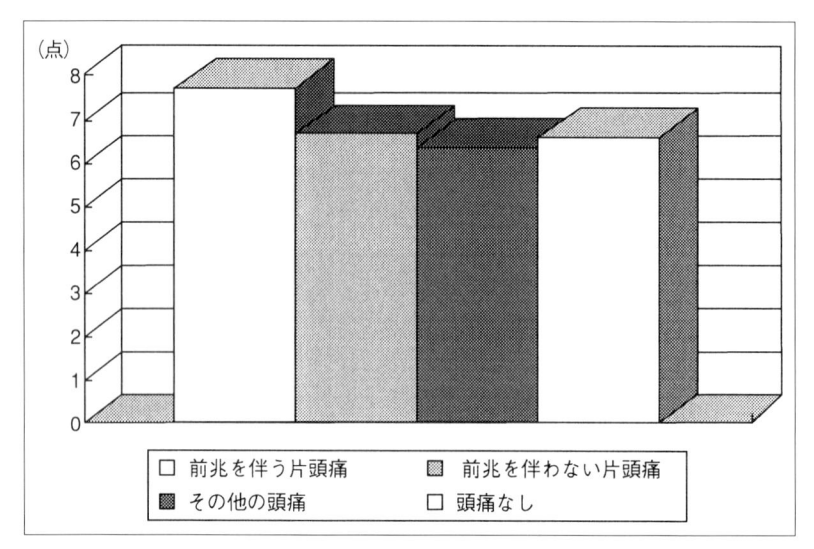

図 23 片頭痛の性格特性（攻撃性）

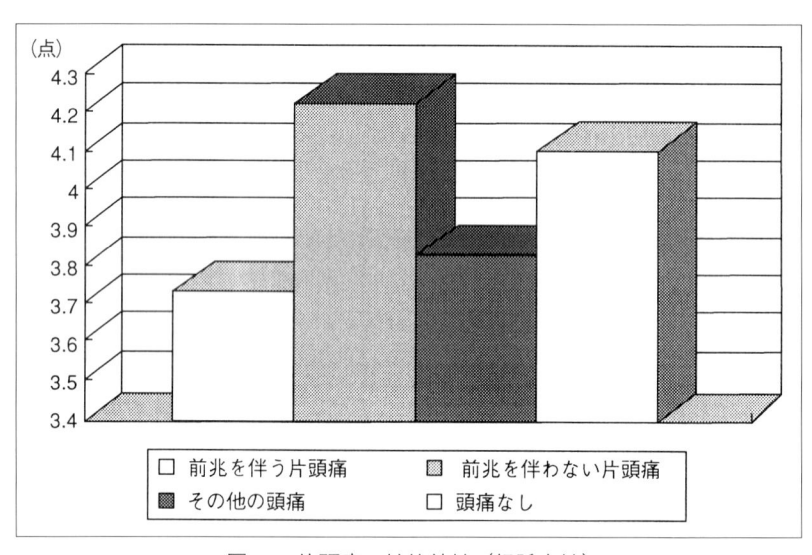

図 24 片頭痛の性格特性（好孤立性）

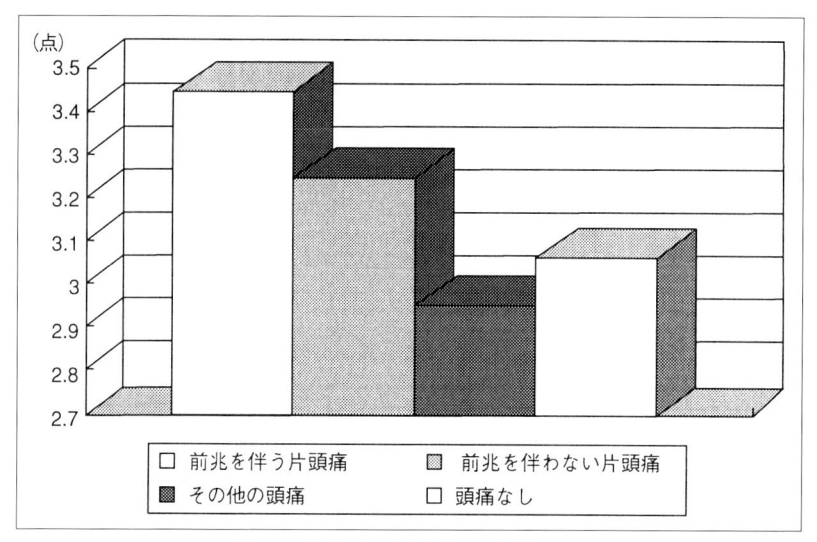

図25　片頭痛の性格特性（嗜好性）

I. 頭痛と医療経済

　今日，さまざまな疾患において通院や検査などに要する費用（直接費用という）や，精神的および心理的な症状のために仕事を休んでしまったり，能率が低下するための社会的な損失（間接費用という）を算出する試みが行われている。慢性頭痛の患者では複数の医療機関で同じような検査を繰り返し受けたり，鎮痛剤を乱用するケースも多く，医療経済的に重要な疾患と考えられている。

　米国における頭痛の直接医療費は重症度が増すにつれて増加し，もっとも重症の場合には年間800ドルを超えるという（図26）[1]。また，慢性頭痛は，休業や能率の低下といった社会的制約を他の慢性疾患よりも受けやすいため，直接費用よりも間接費用のほうが大きいことが知られている。米国では一般人口の9.4%が頭痛のためにしばしば休業し，31%は頭痛のために能率の低下を自覚しており，9.2%に50%以上の能率の低下が認められたという[2]。また片頭痛のための社会的損失は，全体で14億ドルから170億ドルにも達するとされ

ている[1]。東邦大学心療内科で頭痛患者を対象に行った調査結果においても，頭痛のために退職したものが14%，3ヵ月以上の休養を要したものが24%に存在していた（図27）。

本邦において，慢性の頭痛に悩む人が多く存在することは明らかであり，医療経済的な視点にたった慢性頭痛のマネージメント法の確立は急務といえるが，欧米と比較して慢性頭痛の社会生活に及ぼす影響についての研究はきわめて少なく，まず，行うべきことは大規模な疫学的な調査をもとにして慢性頭痛が社会生活に及ぼす影響を明らかにすることが重要であろう。

文献

1) Lipton RB. et al.：The Burden of Migraine. A Review of Cost to Society. Pharmacoeconomics 6 (3)：215-221, 1994.
2) Schwartz BS. et al.：Lost Workdays and Decreased Work Effectiveness Associated With Headache in the Workplace. J of occup and Environ Med 39 (4)：320-327, 1997.

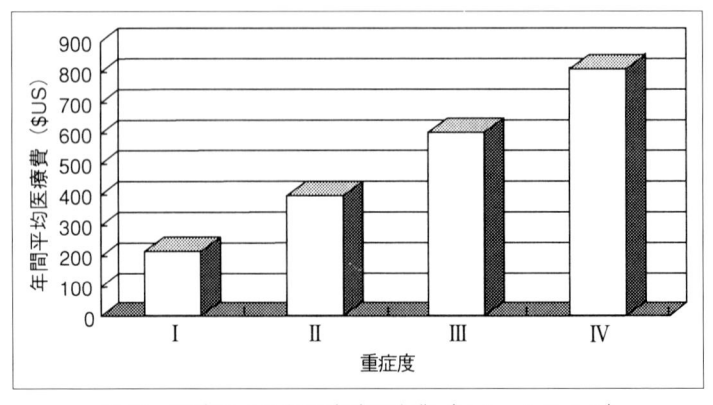

図 26　頭痛による年間直接医療費（Lipton らによる）

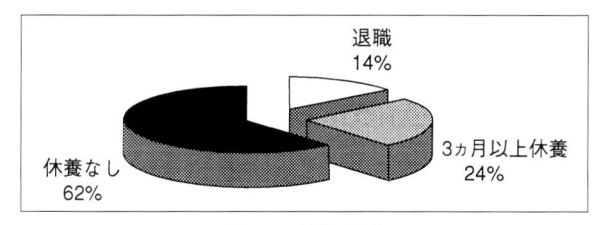

図 27 休養状況

J. 慢性連日性頭痛

1. 慢性連日性頭痛の概要

　慢性連日性頭痛とは，文字通りに頭痛が高頻度かつ長期にわたって存在し，臨床的に問題が大きいが，こうした国際頭痛分類ではうまく診断できない一群を指して用いられる名称である．したがって，慢性連日性頭痛とは特定の疾患単位ではなく，毎日あるいは毎日に近い状態で頭痛が認められるという共通した臨床像をもった症候群と考えるべきものである．

　慢性連日性頭痛の頻度や持続時間などに関する診断基準は，1994年にSilberstein らによって発表された「1日4時間以上，月に15日以上の頭痛が存在すること」という定義が使用されることが多い[1]．しかし，それぞれの研究者によって，「月に15日以上，6ヵ月以上頭痛があるもの」，「毎日存在する頭痛が1年以上あるもの」，「少なくとも週5日以上の頭痛が少なくとも1年以上続くもの」，「週に6回，6ヵ月以上続くもの」などの違いが認められ[2〜4]，慢性連日性頭痛の概念があいまいになっている一つの要因でもある．

　慢性連日性頭痛は原発性の場合，表24に示すような transformed migraine (TM), chronic tension-type headache (CTTH), new daily persistent headache (NDPH), hemicrania continua (HC) の4つの疾患に分類されることが多い．Silberstein ら[3]は，それぞれの疾患について，薬剤の過剰使用を伴うもの，伴わないものに細分類することを提案している（表25）．また，続発性

表24　慢性連日性頭痛の分類

Transformed migraine（TM）
Chronic tension-type headache（CTTH）
New daily persistent headache（NDPH）
Hemicrania continua（HC）

表25　薬剤過剰使用の基準[1]

少なくとも以下の一つを満たすものが少なくとも1ヵ月存在する
1．週に5日以上の単一の鎮痛剤使用（アセトアミノフェン1000 mg以上）
2．週に2日以上の複合した鎮痛剤（カフェイン，バルビツレート含有薬剤）（日に3錠以上）
3．週に2日以上の麻薬性鎮痛剤（日に1錠以上）
4．週に2日以上のエルゴタミン製剤の使用（経口で1 mgまたは座薬で0.5 mg）

の慢性連日性頭痛には外傷後の頭痛，頸椎の異常に伴う頭痛，血管障害に伴う頭痛，非血管性頭蓋内疾患に伴う頭痛，顎関節障害に伴う頭痛などが挙げられるが，一般に慢性連日性頭痛というと原発性のものを指すことが多い。

　疫学的にみると，Castilloら[5]は1883人の一般人を調査したところ4.7％に慢性連日性頭痛が認められたと報告している。Prencipeら[6]も高齢者における慢性連日性頭痛の有病率に関して，同様の報告をしていることから，一般人口における慢性連日性頭痛の有病率は4～5％程度であると考えられている。また，性差についてCastilloら[5]は，慢性連日性頭痛のなかで，90％は女性であり，女性全体の9％に慢性連日性頭痛が存在したと指摘している。病院を受診する頭痛患者では頻度はもっと高く，頭痛外来に受診する頭痛患者の30～40％は慢性連日性頭痛とする報告がある[7,8]。発症年齢に関しては比較的若い年齢が多いとされている。Spieringsら[3]は258名の慢性連日性頭痛を調査し，77％は30歳以前に発症していることを報告し，発症ピークは10～19歳としている。Solomonら[9]も100名の慢性連日性頭痛を調査したところ，若年齢の発症が多いことを指摘し，発症ピークは11～20歳であったとSpieringsらと同様の結果を報告している。また，Castilloら[5]はTMはCTTHと比較して有意に発症年齢が低いことを指摘している。

　さらに，Solomonら[9]は前述した報告のなかで，病院を初診した年齢は

21〜30歳が，発病から初診までの期間は11〜20年が，罹病期間は2〜5年がそれぞれもっとも多かったと述べている。

慢性連日性頭痛の概念や診断基準が頭痛国際分類で明確になされていない現状で，疫学的な数字をどの程度まで信頼してもよいかという疑問はあるが，欧米ではこのように慢性連日性頭痛の非常に高い有病率を指摘した報告が多い。一方，本邦での慢性連日性頭痛に関する疫学調査は少なく，有病率はまだ明らかになっていない。

2．transformed migraine（TM）

片頭痛が経時的に変化するもので，1982年にMathew[10]が報告し，「transformed migraine」と名付けられた。日本語訳としては「変形した片頭痛」と呼ばれることが多い。慢性連日性頭痛のなかでもっとも多くを占めるのがTMと考えられている。

TMはその既往歴に必ず発作性の片頭痛をもっている。典型例では10代または20代に片頭痛が始まり，30代から40代はじめに慢性的な頭痛に至るとされている（図28）。片頭痛は時間的経過のなかで，ある時点から頭痛の頻度が増す一方で，頭痛の程度が軽くなり，音過敏，光過敏，嘔気といった随伴症状が目立たなくなる。しかし，月経時における頭痛の増悪，トリガーの影響，片側性の頭痛，頭痛による早朝覚醒などといった片頭痛の要素は残存していることも多い[7]。また，片頭痛の家族歴を有することが多いとされ，さらにTMではきわめて高率に鎮痛剤の過剰使用が認められる[1]。しばしばうつ病の既往が認められ，タイプA性格の人が多い[11]。

1994年，SilbersteinらはTMについての診断基準を提唱した（表26）。しかし，彼らはその診断基準を用いて評価したところ，29％のTMと推測される患者はTMと診断できなかったことを見いだした。その理由として，TMと診断できなかった41％は片頭痛の既往を有さず，55％は片頭痛的要素の減少を伴う頭痛頻度の増加が3ヵ月以上認められなかったことから1996年にTMにおける診断基準の改定案を作成した（表27）[12]。

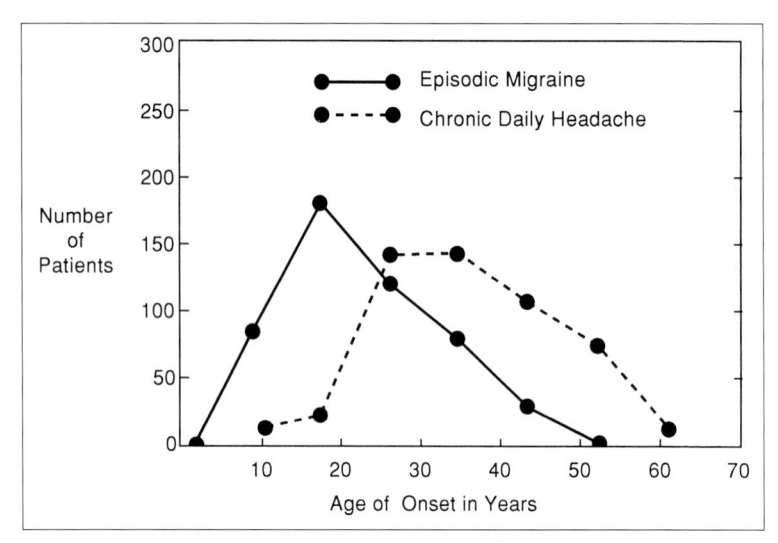

図28 片頭痛と慢性連日性頭痛（TM）の発症年齢[10]

表26 1994年に提唱されたTransformed migraineの診断基準[1]

A．IHS診断基準1.1〜1.6のいずれかを満たす発作性の片頭痛の既往
B．1ヵ月以上持続する毎日またはほぼ毎日（月に15日以上）の頭痛
C．4時間以上の平均頭痛持続時間（無治療の場合）
D．少なくとも3ヵ月以上持続する，片頭痛的要素の減少を伴う頭痛頻度の増加の既往
E．少なくとも以下の一つを満たす
 1．(IHS分類の) 5〜11の分類に属する障害を否定できる
 2．上記障害が疑われるが，適切な検査で否定できる
 3．上記障害が存在するが，最初の片頭痛発作は障害と時間的に関係がない

3．chronic tension-type headache （CTTH）

　IHS分類において緊張型頭痛はepisodic tension-type headache（反復発作性緊張型頭痛）とchronic tension-type headache（慢性緊張型頭痛）とに分けられており，CTTHは主として反復発作性緊張型頭痛から移行したものと

表 27 改訂された Transformed migraine の診断基準[12]

A. 1ヵ月以上持続する毎日またはほぼ毎日（月に 15 日以上）の頭痛
B. 4 時間以上の平均頭痛持続時間（無治療の場合）
C. 少なくとも以下の一つを満たす
　1. IHS 診断基準 1.1〜1.6 のいずれかを満たす発作性の片頭痛の既往
　2. 少なくとも 3ヵ月以上持続する，片頭痛的要素の減少を伴う頭痛頻度の増加の既往
　3. 現在の頭痛が持続時間を除けば，IHS 診断基準 1.1〜1.6 のいずれかを満たす
D. 少なくとも以下の一つを満たす
　1. (IHS 分類の) 5〜11 の分類に属する障害を否定できる
　2. 上記障害が疑われるが，適切な検査で否定できる
　3. 上記障害が存在するが，最初の片頭痛発作は障害と時間的に関係がない

考えられている。

4. new daily persistent headache (NDPH)

　NDPH は適切な日本語を付けにくいが，「新たに始まった持続的頭痛」と訳されることが多い。過去に発作性片頭痛や緊張型頭痛の既往がなく，突然に頭痛が出現し，以後 3 日以内に持続性の頭痛へと進展するものである。TM や CTTH と比較して頻度は少ないと考えられている。CTTH とは頭痛の性状は似ており，過去の頭痛既往の有無によってのみ区別される。
　原因は不明な部分が多く，Olesen ら[13]はウイルス感染，脳血管障害，心理的要因などの関与を推測し，別のカテゴリーにするべきであると主張している。

5. hemicrania continua (HC)

　1984 年に Sjaastad と Spierings[14]によって初めて報告された頭痛で，「持続性片側頭痛」と訳されている。HC はまれな疾患で，若干の波はあるが持続性，片側性の頭痛である。血管性頭痛の要素が強く，音過敏，光過敏，嘔気などを伴うことが多い。この頭痛のもっとも大きな特徴はインドメタシンが著効する

ことである。痛みの程度は中等度であり，眼瞼下垂，縮瞳，流涙，発汗などの自律神経症状を呈することもある。

6．慢性連日性頭痛への対応

　慢性連日性頭痛のほとんどはTMまたはCTTHであるため，片頭痛的要素が中心なのかまたは緊張型頭痛的要素が中心なのかを見定め，対応することが肝要であろう。薬剤の過剰使用が疑われるケースには，患者によく説明を行った上で可能な限り減薬または中止することが望ましいが，実際には困難であることの方が多い。

　慢性連日性頭痛は疼痛性障害と同様に性格面で偏りを有するケースや鎮痛剤の乱用を認めるケースが少なくない。鎮痛剤をむやみに使用することは，かえって頭痛の増悪や慢性化につながるため注意が必要である。また，慢性連日性頭痛の患者に対して，治療者は陰性の感情を抱きやすく，治療は困難である場合が多い。そのため，頭痛の治療にあたっては，痛みに関して共感しつつ，良好な治療者－患者関係を確立することが不可欠となる。

7．慢性連日性頭痛をめぐる問題

　慢性連日性頭痛には診断基準をめぐる問題，たとえばTMを独立疾患と認めるか，また認めたとしても薬剤因性頭痛との関連やCTTHの合併をどのように扱うのかなど，解決されなければいけない課題が山積している。

　現在，IHS分類の改訂が行われつつあり，数年後には発表される予定である。これらの問題が可能な限り解決され，臨床的に用いやすい分類と改訂されることに期待する。

文献

1) Silberstein SD, Lipton RB, Solomon S et al : Classification of daily and near-daily Headaches : proposed revisions to the IHS criteria. Headache 34 : 1-7, 1994.

2) Manzoni GC, Granella F, Sandrini G et al. : Cassification of chronic daily headache by international headache society crieria : limits and new proposals. Cephalalgia 15 : 37-43, 1995.
3) Spierings ELH, Schroevers M, Honkoop PC et al. : Presentation of chronic daily Headache : A clinical study. Headache 38 : 191-196, 1998.
4) Solomon S, Lipton RB, Newman LC : Evaluation of chronic daily headache-comparison to criteria for chronic tension-type headache. Cephalalgia 12 : 365-368, 1992.
5) Castillo JC, Munoz P, Guitera V et al. : Epidemiology of chronic daily headache in the general population. Headache 39 : 190-196, 1999.
6) Prencipe M, Casini AR, Ferretti C et al. : Prevalence of headache in an elderly population : attack frequency, disability, and use of medication. J Neurol Neurosurg Psychiatry 70 : 377-381, 2001.
7) Mathew NT, Reuveni U, Perez F : Transformed or evolutive migraine. Headache 27 : 102-106, 1987.
8) Pascual J, Colas R, Castillo J : Epidemiology of chronic daily headache. Curr Pain Headache Rep 5 : 529-536, 2001.
9) Solomon S, Lipton RB, Newman LC : Clinical features of chronic daily headache. Headache 32 : 325-329, 1992.
10) Mathew NT, Stubits E, Nigam MR : Transformation of episodic migraine into daily headache : analysis of factors. Headache 22 : 66-68, 1982.
11) Mathew NT : Transformation migraine. Cephalalgia 13 (suppl 12) : 78-83, 1993.
12) Nappi G, Granella F, Sandrini G et al. : Chronic daily headache. How should it be included in the IHS classification. Headache 39 : 197-203, 1999.
13) Olesen J, Rasmussen BK : The International Headache Society classification of chronic daily and near-daily headaches : a critique of the criticism. Cephalalgia 16 : 407-411, 1996.
14) Sjaastad O, Spierings ELH : "Hemicrania continua"-another headache absolutely responsive to indomethacin-. Cephalalgia 4 : 65-70, 1984.

15) Juang KD, Wang SJ, Fuh JL et al.：comorbidity of depression and anxiety disorders in chronic daily headache and its subtypes. Headache 40：818-823, 2000.
16) Redillas C, Solomon S：Prophylactic pharmacological treatment of chronic daily headache. Headache 40：83-102, 2000.

K. 頭痛の症例

（症例1）18歳，女性　うつ病を随伴した片頭痛
　Aさんは元来頭痛持ちで，これまでにも疲れがたまったときなど月に一度くらいズキズキする頭痛で悩んでいた。
　かねてから希望していた大学に入学し，演劇部に所属したが，そこでの人間関係に悩むようになってから頭痛の頻度が増加した。頭痛の性状は拍動性・片側性で，数十分前には，目の前がチカチカし，吐き気を伴うことが多かった。頭痛が強いときには，学校を休み，布団にくるまって横になっていたという。
　そのうちに，「何をやっても楽しくない」「何もやる気がおきない」といった抑うつ気分や不眠，いらいらなどといった精神症状や食欲不振，全身倦怠感などの身体症状を随伴するようになった。家族の勧めもあり，今回心療内科を受診した。
性格：明るく外向的。几帳面，神経質で人から相談されると断れない。

　閃輝暗点と考えられる前兆に片側性，拍動性の頭痛で，発作時に日常生活が制限されていることなどから，前兆を伴う片頭痛と考えられる。
　頭痛発作に対してゾルミトリプタン 2.5 mg を頓服として投与したところ，発作時の頭痛は劇的に改善した。しかし，頭痛は月に数回出現し，抑うつとともに頭痛の頻度は多くなる傾向が認められた。そこで，片頭痛予防薬として塩酸ロメリジン 20 mg/2×とアミトリプチリン 75 mg/3×の投与を行ったところ，頭痛の程度，頻度ともに改善が得られた。
　片頭痛の発作に対して，トリプタン系薬剤が使用可能となり，かなりの確率で片頭痛発作を抑えることが期待できるようになった。しかし，頭痛

の頻度の多いケースには頭痛予防薬を併用することが重要である．片頭痛の予防薬には種々のものが使用されているが，Ａさんのようにメランコリー親和型性格を背景にした抑うつを随伴しているような場合では，抗うつ薬の投与が有用であることが多い．

（症例２）30歳，女性，会社員　緊張型頭痛

　Ｂさんは短大を卒業後，ある商社に勤めはじめた．入社した当初はとても気が利く女性ということで同僚や上司たちから大切に扱われ，充実した毎日を過ごしていたという．

　しかし，入社から６年目に上司がまじめで仕事に対してとても厳しい人に代わり，頻回に行われる会議にプレゼンテーションをする書類を作成するため，毎日夜遅くまで残業するようになった．また，書類の不備を指摘されてから，会議前や会議中にはとても緊張してしまうようになったという．

　休日はできるだけ休むようにこころがけるものの，その分平日にしわ寄せがくる生活を続けていくうちに，２年前頃から，頭の後ろの部分から頭全体にかけての締め付けられるような痛みと肩こりを慢性的に自覚するようになった．

　仕事を休まなければならないほどの頭痛ではなかったので，いつかは治るだろうと考え放置していたが，頭痛はいっこうに改善しなかった．そのため，まず内科や脳神経外科を受診し，諸検査を受けたが異常なく，知人の紹介にて心療内科を受診した．

　　　Ｂさんの頭痛は「締め付けられるような」痛みが慢性に経過していること，肩こりを随伴していること，日常生活の制限が軽度であることから慢性緊張型頭痛と考えられる．
　　　Ｂさんの頭痛の増悪因子としては，長時間の残業という身体的ストレスおよび「ミスを犯してはいけない」と会議に対して過剰に心配する心理的ストレスが挙げられる．よく聞いてみると，肩こりはもともと自覚していた方であり，職場でコンピューターに向かう姿勢にも問題がありそうだった．これらのことから，元来，後頸筋群に脆弱性を有する人に身体的・心理的ストレスが加わったことから緊張型頭痛が発症したのではないかと推測される．

治療としては，まずBさんの話をよく聞き，職場や家庭内での状況や心理状態について確認した．無理な姿勢で長時間のコンピューター業務を行っていることがわかったので，正しい姿勢の指導と適度な休養や運動の必要性について説明した上で，骨格筋弛緩薬（塩酸チザニジン3 mg/day）の投与を行いながら経過をみた．しかし，頭痛に対する効果は不十分であった．Bさんは，会議中の緊張など日常生活に不安や緊張を抱きやすい性格であったので，骨格筋弛緩薬を抗不安薬（エチゾラム3 mg/day）に変更したが，ここでも緩解には至らなかった．

そこで，治療者の方から仕事を少しの期間休んで，ゆっくりと休養することを勧めたが，職場での責任ある立場から，現在休める状況ではないとBさんから申し出があり，仕事を続けながら外来治療を行うこととした．そのため，生活指導と抗不安薬の投与は続けながら，症例に対して会議へのプレッシャーを軽減させるリラックス法を身につけることが重要であることを説明し，自律訓練法を薬物療法と併用することにした．3ヵ月後には，会議前に自律訓練法を行うことによって，「とても緊張感が軽くなった」と語られるようになり，頭痛も次第に軽減していき，現在は薬物を減量しつつある．

心身医学的アプローチにおいては身体症状と心理社会的要因との関連を検討することが病態把握の基本であるが，ストレス因をどのようにマネジメントするかは個々によって多様である．Bさんのように職場での環境と頭痛との関連がほぼ明らかなケースであっても，治療者が一方的に休養を指示することは，医師に対する不信感につながる可能性がある．治療とは患者と医師との共同作業であり，身体症状と心理社会的側面との関連を患者によく説明した上で，現実的にとりえる対処法についてともに考えていく姿勢が望まれる．

また，本例に用いた自律訓練法とは，「気持ちが落ち着いている」「両手両足が重たい」など計7つからなる公式を心の中で繰り返すことによって，リラックスした際の生体反応を自ら感じ取り，修得していく方法である（表28）．緊張型頭痛ではBさんのように日頃から緊張しやすい性格の人

表28　自律訓練法の標準練習手順

公式0　（背景公式）	気持ちがとても落ち着いている
公式1　（重感公式）	両手両足がとても重たい
公式2　（温感公式）	両手両足がとても温かい
公式3　（心臓調整公式）	心臓が静かに規則正しく打っている
公式4　（呼吸調整公式）	楽に呼吸している
公式5　（腹部温感公式）	おなかがとても温かい
公式6　（額部冷感公式）	額が気持ちよく涼しい

が多く，そのような頭痛ではさまざまなリラクセーション法が心身医学的アプローチとして用いられ，実際に効果的であることも多い。そのなかでも自律訓練法はバイオフィードバック療法と並び，心療内科領域の疾患に積極的に用いられる治療法である。自律訓練法は副作用が少なく，適応となる疾患も幅広いなど利点が多い治療法であるが，やや修得に時間がかかる点（すなわち即効性に欠ける）と治療法への親和性に個人差が大きい点などの欠点もある。

（症例3）31歳，男性，会社員　疼痛性障害

　Cさんは専門学校を卒業後，父親のコネである会社に就職した。平成X年1月，配置転換があり経理の仕事を一人で任されるようになった。同年5月，仕事中に突然前頭部を中心として拍動性の頭痛が出現した。近医にて頭部CTをはじめ身体精査を行うも異常は認められず，複数の医療機関にて頭痛に対して薬物療法を受けたが，月に2～3回ほど頭痛の発作で悩まされることがあった。症状は拍動性の頭痛とともに次第に後頭部から頭頂部にかけてのいちじるしい頭重感も加重されていった。頭痛は次第に毎日のように続くようになったため，仕事を続けることが困難となり，職場の健康管理センターを通じて当科に紹介された。

　　片頭痛様の頭痛から始まり，緊張型頭痛の加重へと症候が変化しながら長期間にわたって頭痛が持続しているケースである。通院当初は，「何でも良いからとにかく頭痛を早く何とかして欲しい」とやや攻撃的に治療者

に頭痛の改善を要求することが多かった．また，心理的要因は思い当たらないと心理面への介入には拒否的な印象を受けた．そのため患者のおかれている危機的状況に対して共感しつつ，種々の薬剤を投与しながら治療者―患者関係の確立に努めていたところ，定期的に行った患者との面接から以下のことが明らかとなっていった．中規模の会社社長の長男として出生し，後継者として周囲の期待を感じていた．高校時代には野球部のエースとして活躍するが，父親の勧めで進学校へ編入したため，甲子園への夢を捨てざるを得なかった．専門学校を卒業してから，本人は税理士志望であったが，周囲の反対があり，不本意な仕事を続けていたという．

本例の頭痛は経過からみると「変形した片頭痛（transformed migraine）」に近い病態かもしれない．しかし，精神面からみると，本例は自身の希望が周囲に理解されず，中途で断念するというパターンを生活史のなかで繰り返しており，不本意な配置転換を契機として，そうした心理的葛藤が頂点に達して頭痛という身体化された症状が出現したと理解することが可能で，疼痛性障害による頭痛とも考えられる．

治療では，患者の良き理解者としての役割を治療者が果たし，税理士へ向けての活動再開を支援する一方，妻や両親とも面接して周囲の環境調整を行った．頭痛は現在も続いているが，程度は軽くなり，先日は外来へ税理士の一次試験に合格したことを報告にこられた．

難治性の頭痛のなかには，Cさんのような疼痛性障害として対応した方がよいと考えられるケースも存在する．このような症例の多くは「痛みをとってくれる」ことを治療者に強く要求する．しかしながら，この頭痛はもともと心理的葛藤（患者自身は気付いていないことが多い）から起因している痛みであるため，身体面からのアプローチだけでは痛みは改善しないことがほとんどである．この点を治療者，患者の双方が理解していないと鎮痛剤の過剰使用につながる恐れがあり，注意が必要である．

疼痛性障害による頭痛においては，その痛みを完全にとることを治療目標とするよりも，症状を持ちながらの社会適応を当面の治療目標とした方が望ましい場合も多い．医師患者関係を基盤とした，生活指導や心理的サポートが治療の中心となり，根気強さが要求される．

（**症例4**）23歳，女性　心身相関が明らかな緊張型頭痛

　Dさんは，X年8月中旬頃から感冒様症状に続き前～側頭部の締め付けられるような頭痛が出現するようになった。当院内科を受診し身体的精査を受けたが器質的異常は認められなかった。頭痛のため休職しているが，頭痛は変化なく，鎮痛剤等の薬剤の効果も乏しいため，心因の関与を疑われ，当科をX年10月に紹介された。

既往歴，家族歴：特記事項なし

経過：頭痛は持続性かつ締め付けられるような性状で緊張型頭痛と診断したが，血管性頭痛の要素も混在していた。エルゴタミン製剤，骨格筋弛緩剤，抗不安薬を投与したが，症状に大きな変化は認められなかった。当科に通院を開始した当初から「ストレスが頭痛に関係している気がする」と心理的要因と頭痛との関連への気付きを語っていたが，症例自身は何がストレスなのかは分からない様子であった。その後，頭痛は姉の不在時に軽減し，姉とのトラブル時には増悪する傾向を認めた。治療者から直接，心身相関を指摘せずに外来にて家庭や職場の状況を繰り返し尋ねていったところ，症例自身の心身相関への気付きが深まり，姉から距離を置くと自ら決断し，一人暮らしを始めた頃から頭痛はいちじるしい改善を得た。

（**症例5**）28歳，女性　人格障害を背景にした頭痛

　Eさんは，平成Y年9月実父に会った頃より，拍動性頭痛や下痢などの消化器症状が出現した。近医での精査にて異常は認められなかったが，その後も頭痛や過換気発作，月経異常などの症状が相次いで出現したため，知人の紹介にて当科受診となった。

既往歴，家族歴：母が片頭痛患者

生育歴：沖縄にて出生。6歳時に両親が離婚し，母親に育てられる。実母は9歳時に再婚。母と義理の父，妹との4人暮らし。Y年に実父に会ったが，そのことで実父の家族，実母から非難された。

　性格は明るく，八方美人的。会員制ホテルのフロント業務を行っている。

経過：病歴および生育歴より，片頭痛の発症要因，持続要因として実父との関

係が密接に関係していることが考えられた。そこで，薬物療法を主体とした外来診療と平行して月に一度の面接を行い，心理的側面への介入を行った。しかし，実父との葛藤を語るにつれ，治療者に依存的な態度を示し，面接の場で泣き出すなど退行することもあった。さらに，頭痛をはじめとする諸症状が増悪したため，抗うつ剤や安定剤を増量し，自己洞察的な面接から現実的な問題の対応を目的とした生活指導型の面接へと治療の軌道修正を必要とした。

　近年，頭痛患者への心理的ケアの必要性がさかんに取り上げられるようになった。なかでも，通常の薬物療法の効果に乏しく慢性化している頭痛には心理面からのアプローチも併用することが重要である。提示した2例についてみると，Dさんは姉との関係，Eさんでは実父との関係といったストレス要因が，頭痛の発症や経過に関与していることは明白であり，両症例の頭痛の心身相関を診断することは容易であった。

　しかし，両症例とも頭痛と心理的要因との関係に対する認識がえられたにもかかわらず，Dさんではストレス要因に対する症例なりの対処行動を獲得し，症状の改善が得られた一方，Eさんでは治療者に対する依存性のほか，頭痛をはじめとする身体症状の増悪を認めた。

　Eさんにおいては，患者の性格傾向，性格の片寄りの強さ，問題解決能力，家族や周囲のサポート体制などが十分に把握しきれていない治療初期の段階から洞察的な面接を行い，父親との葛藤状況を想起させたことが心と身のバランスを崩した要因と考えられ，このようなケースでは「心理面への気付き」よりも「身体面への気付き」からのアプローチの方が有効であることが推測され，今後は生活指導と並行して皮膚温や筋電位フィードバック療法を行っていく予定である。

　慢性の頭痛を訴える患者が増加し，その背景として鎮痛剤の過剰使用や精神疾患・人格障害の合併などが注目されており，頭痛患者のマネージメントのなかで心理的ケアは重要な位置を占めるようになった。しかし，症状の背景に存在する患者の精神内界に関与する際には，個々の症例を十分に把握した上で，適切なアプローチを検討することが重要である。

〈端詰　勝敬〉

II. 痙性斜頸

　痙性斜頸とは，頭部が左右どちらかの方向に回転したり，頸部が前屈または後屈するなど頭頸部の位置が異常な状態をいう。通常は，胸鎖乳突筋や僧帽筋など頸部の筋肉の異常な緊張が認められ，不随意運動を伴うこともある。

　痙性斜頸の患者は，姿勢の異常や頸部の疼痛を主訴として神経内科や整形外科を受診することが多い[1,2]。しかし，決め手になる治療に乏しいため，新たな治療を求めてしばしば心療内科を受診する[3]。

　心療内科では，痙性斜頸は神経筋肉系の代表的な心身症として分類されている（表1）。

　しかし，痙性斜頸の病態は，心身相関を含めて不明な部分も多い。

A. 疫学的要因

　痙性斜頸は，有病率が1万人につき0.6～3人程度といわれている[4]。日本には約1万人の患者がいると推定されている。日本人より欧米人の方が有病率が高い傾向がある。30～40代に発症のピークがあり，男女差は明らかでないが，イギリスでは1：1.6で女性に多いという報告もある[5]。通常は緩徐に発症するが，時に急性発症することもある。発症前はスポーツマンであった人に多く，若い頃に筋肉を酷使した影響を強調する報告もある。

B. 臨床症状

　頭部が上下左右のいずれかを向く。しばしば頸部の不随意運動を認める。不随意運動としては，左右一方への捻転が多いが，前方への屈曲，後方への伸展も認められる。時に肩の挙上や上肢の振戦を伴うことがある[6]（図1）。不随意運動は，精神的な緊張や歩行，発語などで増強されることが多く，逆に睡眠中は消失する。また，手を顔の向く側あるいはその反対側の頰部にあてると顔が正面を向くことがある（sensory trick）。胸鎖乳突筋などの頸部諸筋群が強

表1　心身医学的な配慮がとくに必要な内科的疾患・病態（心身症）

1. 呼吸器系
   気管支喘息（cough variant asthma を含む），過換気症候群，神経性咳嗽*，喉頭けいれん，慢性閉塞性肺疾患など
2. 循環器系
   本態性高血圧症，本態性低血圧症（特発性）起立性低血圧症，冠動脈疾患（狭心症，心筋梗塞），一部の不整脈，神経循環無力症*，Raynaud 病など
3. 消化器系
   胃・十二指腸潰瘍，急性胃粘膜病変（AGML），慢性胃炎，過敏性腸症候群，潰瘍性大腸炎，胆道ジスキネジー，慢性肝炎，慢性膵炎，心因性嘔吐，反すう*，びまん性食道けいれん，食道アカラシア，呑気症（空気嚥下症）およびガス貯留症候群*，発作性非ガス性腹部膨満症*，神経性腹部緊満症*など
4. 内分泌・代謝系
   神経性食欲不振症，（神経性）過食症，pseudo-Bartter 症候群，愛情遮断性小人症，甲状腺機能亢進症，心因性多飲症，単純性肥満症，糖尿病，腎性糖尿，反応性低血糖など
5. 神経・筋肉系
   筋収縮性頭痛，片頭痛，その他の慢性疼痛*，痙性斜頸，書痙，眼瞼けいれん，自律神経失調症*，めまい*，冷え性*，しびれ感*，異常知覚，運動麻痺*，失立失歩*，失声，味覚脱失，舌の異常運動，振戦，チック，舞踏病様運動，ジストニア，失神*，けいれん*など

* 一過性の心身症反応，神経症の場合も含まれる。

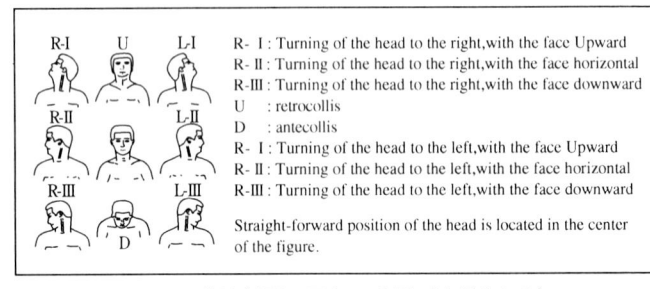

```
R-I   U   L-I    R- I : Turning of the head to the right, with the face Upward
                 R- II : Turning of the head to the right, with the face horizontal
                 R-III : Turning of the head to the right, with the face downward
R-II      L-II   U   : retrocollis
                 D   : antecollis
                 R- I : Turning of the head to the left, with the face Upward
                 R- II : Turning of the head to the left, with the face horizontal
R-III     L-III  R-III : Turning of the head to the left, with the face downward

                 Straight-forward position of the head is located in the center
                 of the figure.
```

図1　痙性斜頸の頭部の位置（文献[1]より）

く収縮し，局所の疼痛を伴うことがある。

症状が長期に持続している場合，患者が罹患筋以外の筋群を過剰に緊張させ姿勢をコントロールしているため，二次的な姿勢の変化を伴っていることが多

い。
　痙性斜頸は，抑うつや強迫などの精神症状とも関連が深い。Wenzel によると，痙性斜頸とうつ病との併存は 34％，パニック障害と 29.5％，強迫性障害と 6.8％とされている[7]。

C. 発症要因

　成因については，大脳基底核や副神経の病変を強調する立場，原因不明ではあるが，頸部のジストニアとして理解する立場，心理社会的な側面を重視する立場などがあり，一定した見解に至っていない。
　ジストニアとは，硬くて遅い不随意運動の総称であり，持続性の筋収縮により身体のねじれやリズミカルな繰り返し運動，姿勢異常をきたす病態である。
　痙性斜頸を局所性ジストニアとしてとらえる根拠として，本疾患でみられる姿位の異常や異常運動は，全身ジストニアの頸部症状と類似し，家族ジストニアの家系の中に局所性ジストニアが認められる例の存在などがあげられる。
　中枢性の要因を重視する立場からは，大脳基底核，視床，大脳皮質の神経ネットワークの障害が想定されている。

D. 鑑別診断

1. 頸椎症

　整形外科を受診する斜頸患者では，頸椎症との鑑別が問題となることが多い。
　頸椎症の患者は，しばしば頸部の痛みを回避するために頸部を捻転することがある。しかし，通常はこの場合でも不随意運動を伴わないことが鑑別の目安となる。不随意運動を伴わない痙性斜頸とは頸椎の X 線や MRI の所見や，頸椎牽引による痛み・異常姿位の改善などで鑑別する。

2. 外眼筋麻痺

滑車神経麻痺では複視を補正するために痙性斜頸と似た頭位をとるという。この場合，複視の評価が大切である。

3. 薬物による不随意運動

向精神薬による遅発性ジスキネジアや遅発性ジストニアは，頸部の不随意運動を伴うことがあるが，この場合は症状だけから痙性斜頸と鑑別するのが困難なこともある。これらの不随意運動は，服薬を中止しても改善しないこともあるので，過去の服薬歴を長期にわたって調べることが必要である。

原因薬剤としては，ハロペリドールなどのブチロフェノン系抗精神病薬，クロールプロマジンなどのフェノチアジン系抗精神病薬，チアプリド（脳代謝賦活薬），スルピリド（抗うつ薬，消化性潰瘍薬），メトクロパミド（制吐薬）などがあげられる。いずれもドーパミン系のニューロン活性を抑える薬物である。

E. 治　療

痙性斜頸の治療には，薬物療法，バイオフィードバック療法などの保存的治療，神経ブロックなどの比較的低侵襲の治療法，手術療法などに分類できる。

心療内科を受診する痙性斜頸患者の中には，すでに鍼，灸，整体術などの民間療法を経験しているものも多い。これらの一群の中には，「信じるものは救われる」式の奇跡を求めるような気持ちで受診するものも多い。治療開始の段階で治療者が心身相関を即断し，それをもとに患者に解釈を与えるのは，患者の救済願望を非現実的な形で満足させることになるため好ましくない。医師は安易に「救済者」にならずに，患者と対等な関係でこれから行われる治療が斜頸の治療全体の中でどのような位置付けにあるかを説明し，患者の同意を得ることが大切である。

1．薬物療法

　薬物療法で第1選択は抗コリン薬である。ジストニアの治療に準じて，抗コリン薬を大量に投与する。実際には，トリヘキシフェニジル（アーテン）2 mg/日から開始して，20～30 mg/日まで増量する。抗コリン薬は，緑内障や前立腺肥大には禁忌である。副作用に眠気・口渇・羞明感・便秘のほかに斜頸が増悪することもある。有効率は約20～40％程度である。

　ドーパミン作動薬（レボドパ，ブロモクリプチンなど）やドーパミン遮断薬（ハロペリドール，チアプリドなど）が有効なこともある。しかし，作動薬と遮断薬のいずれが有効であるかは使用前にはわからないことが多いので，慎重に使用する必要がある。

　その他，ベンゾジアゼピン系抗不安薬，抗てんかん薬（クロナゼパム，カルバマゼピンなど），筋弛緩薬（バクロフェン，ダントロレンなど）が用いられることがあるが，評価は確立されていない。

　なお，痙性斜頸を適応症とする内服薬は国内に存在しない。

2．ボツリヌストキシン

　厳密にいえば薬物療法に含まれる。1980年ごろより世界的に用いられ，2001年6月には本邦でも痙性斜頸の治療薬として承認された。海外では，痙性斜頸治療の第1選択である。

　ボツリヌストキシンは，神経筋接合部で神経終末に作用し，アセチルコリン放出を阻害することで神経筋伝達を遮断して筋の麻痺をおこす。

　投与は筋肉内注射で行い，初回は200単位程度から開始し，患者の頭位や重症度によりその後の投与量を決定する。

　臨床効果は，投与の翌日以降1週間以内に出現する。効果の持続は3～4ヵ月とされるが，個人差が大きい。有効率は60～90％とされている。

　副作用は，発疹，局所の腫脹が多い。次いで毒素の効果が過度に生じたことによる治療筋または隣接筋の麻痺による症状があげられる。たとえば，頸部筋に隣接する咽喉頭筋が麻痺して嚥下障害を起こしたり，後頸部筋の過度の麻痺により首下がり状態となることがある。さらに，ボツリヌス毒素は蛋白質であ

るため抗毒素抗体が出現し，効果が減弱することがある．注射量をできるだけ少なくし，注射間隔を長くすることにより抗体誘導を起こりにくくすることができる．

3．Muscle Afferent Block (MAB) 療法

MAB療法は，0.5％リドカインと無水エタノールとを用量比10：1で筋肉内注射する治療法である[4]．

効果には即時効果と長期効果がある．即時効果は治療直後から認められ，しばしば数分から数時間で消失する．長期効果は，一般に反復治療によって得られ，いったん得られた効果は数ヵ月以上持続することが多いという．

MAB療法の有効率は57～75％とされている．10回以内の治療で効果の有無を判定できることが多い．頸部が特定の方向に固定しており，変動の少ない病型に対する有効率が高いといわれている．

MAB療法はボツリヌス治療と比較して，安価で麻痺の少ないことが利点であるが，切れ味は劣ることが欠点である．

副作用として，リドカインによるアナフィラキシー，局所痛，局所の硬結，感覚障害・運動麻痺（薬液が漏れて皮下に注射したときに発生）などがあげられる．

4．心身医学的治療法

1）自律訓練法

自律訓練法（以下AT法）は，ドイツのフォークト（Vogt, O）の催眠研究を基礎として，シュルツ（Schultz, J.H.）により確立され，ルーテ（Luthe, W）により応用されたといわれている，リラクセーション法の一種である．

AT法は，公式化された語句を繰り返し唱えながら，その内容に関連した体の部分に注意を集中し，徐々に体の機能を変化させようとする方法である．標準練習によって得られた多面的，多層的な心理生理学的変容状態を利用して，

ホメオスターシスの回復をはかる。すなわち，自己暗示を用いながら心理的な弛緩と筋肉・内臓の弛緩を段階的に得られるように工夫されているのである。この結果，意識水準の低下が生じ，最終的に心身の弛緩をもたらす。

　AT 法で生ずる変化は，①緊張から弛緩へ，②興奮から鎮静へ，③交感神経系優位状態から副交感神経系優位状態へ，④活動的でエネルギー消費的な状態から休息的でエネルギー蓄積的な状態へ，⑤反ホメオスターシス状態から向ホメオスターシス状態へとまとめられる。

　AT 法の技法には，大きく分けて標準練習と特殊練習がある。標準練習には，以下の言語公式を自ら唱える。

1）背景公式：気持ちが落ち着いている。
2）第1公式：両手両足が重たい
3）第2公式：両手両足が温かい
4）第3公式：心臓が静かに規則正しくうっている。
5）第4公式：楽に呼吸をしている。
6）第5公式：お腹が温かい。
7）第6公式：額が涼しい。

　痙性斜頸に対して AT 法は，理論的には以下の点で有効と考えられる。

　第一に，AT 法で筋弛緩を達成することにより胸鎖乳突筋や頸筋の弛緩が得られる。この結果，頸部が正面を向きやすくなる可能性がある。

　第二に，痙性斜頸がストレスと関連して悪化し，リラックスした状態や睡眠で軽快するケースでは，患者を交感神経優位な状態から副交感神経優位な状態へ変化させると斜頸の状態が改善する可能性が考えられる。

　第三に，AT 法を臥位で行うと，姿勢の影響で斜頸が改善されやすい点があげられる。

　痙性斜頸の治療において AT 法の利点は，①導入が比較的簡単なこと，②長く続けることが可能なこと，③精神症状が活発な症例を除けば重篤な副作用が少ないことなどがあげられる。逆に欠点は，①（ボツリヌス毒素や外科手術と比較して）治療的な変化が小さいこと，②導入法を誤ると患者に魔術的な期待を持たせてしまうことなどがあげられる。

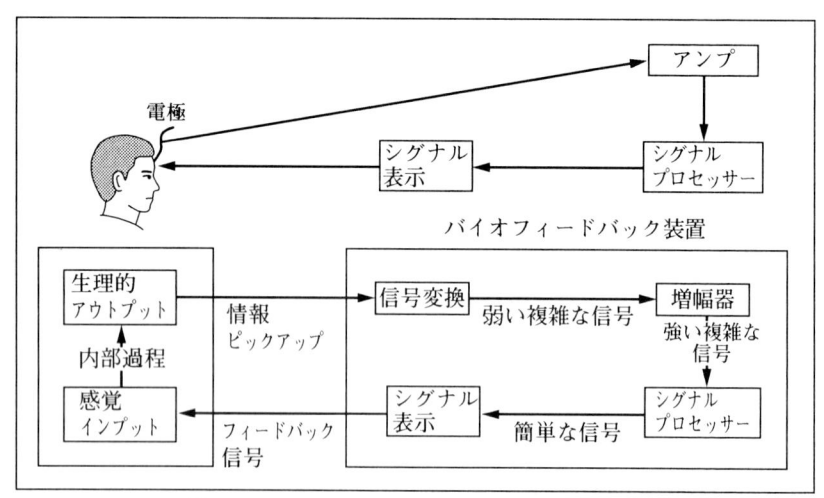

図2　バイオフィードバックのしくみ（文献[8]）

EMGなどの生体内情報を取り出し，被験者にわかりやすいかたちの情報としてフィードバックする。被験者はこの新しい情報を手がかりに自律反応の変容を試みる。

2）バイオフィードバック法（BF法）

BF法とは，血圧，筋電位，皮膚温（皮膚の血流）など普段は気づきにくい生体内の変化を機械を用いて測定し，その変化を光や音など本人に理解しやすい情報として還元（フィードバック）し，その結果整体の反応を望ましい方向に変化させようとする治療法である[8]（図2）。

痙性斜頸では，胸鎖乳突筋など頸部筋の筋電位を指標とすることが多い。患者に頸部筋の筋電位をフィードバックし，胸鎖乳突筋の筋電位が下がるような方法を見つけることに重点がおかれる。

BF法の利点は，薬物の副作用や手術の侵襲がなく，安全に行えることである。治療により頸部筋の弛緩が得られれば，他の治療の効果を増強する可能性がある。

これまでに国内外で痙性斜頸に対するBF法の治療効果が明らかにされている[9]（表2）。

各報告によりばらつきはあるものの，症例を選べばおおむね60〜80％の有

表2 痙性斜頸の治療成績

		症例数	平均罹病期間(月)	有効率(%)
Brudny ら	(1974)	9	94.3	67
Cleeland ら	(1974)	10	19.4	60
八木ら	(1977)	1	13.0	100
森田ら	(1980)	7	21.0	14.3
加藤ら	(1982)	2	7.5	100
山中ら	(1983)	2	?	0
武政ら	(1983)	17	30.0	82.4
松田ら	(1983)	18	20.0	85.7
葛原ら	(1984)	1	2.0	100
岡本ら	(1987)	18	?	72
坂井ら	(1989)	8	31.8	75
村林ら	(1993)	18	49.0	50

効率である。BF法が奏効しやすいのは，年齢（若いと良好），女性，罹病期間が短い，随伴する神経症状がないこと，治療意欲が高い，1年以上の治療期間といわれている[8]。

5．外科的治療

　外科的治療は，保存的治療に反応せず，患者が外科治療を希望した場合に考慮する[4]。

　痙性斜頸の外科治療には，①異常筋群に対する筋や腱の切除術，②脊髄神経根を含めた末梢神経に対する手術，③視床や大脳基底核に対する定位脳手術，④脊髄硬膜外慢性電気刺激などがある。このなかで，世界的にもっとも普及しているのは選択的末梢神経遮断術である。

　選択的末梢神経遮断術は，他の治療に比べて効果が確実で予測しやすく，手術自体の合併症が少ないとされている。副作用としては，後頭部や耳朶のしびれや感覚低下が報告されている。

F. 経過・予後

痙性斜頸の進行は緩徐であるが，最初の3～5年間は進行する場合が多い。発症後数年間で10～20％は自然軽快するが，軽快しても3～5年後に再発することもある。再発した症例の約1/3は罹患部位が広がるともいわれている。また，完全治癒にいたるのは全体の5％以下ともいわれている[4]。逆に，全身性ジストニアに発展する例はほとんどないとされている。

文献

1) 柏瀬宏隆；痙性斜頸について－三型分類の提案－. 日本医事新報, 3790：17, 1996.
2) 加知輝彦：痙性斜頸の原因・診断・治療及び予後. Orthopaedics, 9：67, 1996.
3) 村林信行：痙性斜頸. 心療内科 2：217, 1998.
4) 柏瀬宏隆編：痙性斜頸. 新興医学出版社, 東京, 2002.
5) Soland. V.L, Bhatia. K.P, Marsden. C.D：Sex prevalence of focal dystonia. J Neurol Neurosurg Psychiatry 60：204, 1996.
6) 片山義郎：痙性斜頸の神経精神医学的臨床研究. 慶応医学, 59：357, 1982.
7) Wenzel T, Schnider P, Wimmer A, et al.：Psychiatric comorbidity in patients with spasmodic torticollis. J Psychosom Res 44：687, 1998.
8) 坪井康次：痙性斜頸. よくわかる心療内科（桂載作, 山岡昌之編）, 金原出版, 東京, 1997, p 254
9) Murabayashi. N, Suzuki. S, Hadano. M et al.：The effect of electromyogram biofeedback on spasmodic torticollis. In Current Biofeedback Research in Japan（edited by Tsutsui, S.）, 1993, p.107.

（村林 信行）

III. 書痙

　書痙とは，字を書こうとするときに上肢に力が入ったり，上肢がふるえたりして思うように字が書けない状態を指す。原則として，書字以外の動作は障害されない。
　一般に知性的で自らに対して要求水準が高く，人前で緊張しやすい人に多いといわれている。

1. 書痙の成因

　書痙の成因として，古くから心因説，学習説，精神生理的反応異常を取り上げる素因説，錘体路・錘体外路系の機能障害説，末梢障害説などが知られている[1]。
　心因説の代表的なものに職業性神経症という考え方がある。すなわち，書痙は書字を職業とするものが，書字に際し不安が生じて円滑な動作ができなくなる神経症である。
　心因説の根拠としては，症状が特定の状況下で起こり，多くの例で発症前後にストレス要因を認め，不安・強迫などの神経症傾向を合併することなどがあげられる。
　一方，脳の器質的・機能的要因を考える代表的な考え方として局所性ジストニアという考え方がある。ジストニアとは，緩徐で持続性の筋収縮により四肢，駆幹，頸，顔面，口などをゆがめる特徴的な姿勢を生じる異常姿勢と定義される[2]。このジストニアが身体の一部のみにあらわれ，それが持続するものを局所性ジストニアという。
　ジストニア説の根拠としては，多くの例で症状に関連した心理的問題がみられず，書痙がパーキンソン症候群や全身ジストニアに発展する例もあること，痙性斜頸など他の局所性ジストニアを合併する例もあること，家族内発症例も認められることなどがあげられている。
　このように，同じ書痙と診断されたケースの中には恐怖症的傾向の強いもの

から姿勢異常や不随意運動の目立つものまでさまざまな病態が含まれうる。そこで，現時点では書痙とは，書字困難という状態像に対してつけられた病名（症候群）で，恐怖症・転換症状から変性疾患まで種々の病態が多因子的に組み合わされた状態と定義できる。さらに，書痙は慢性の経過をたどるため，その原因であれ結果であれ治療のうえでは心理社会的要因が重要である。したがって，われわれは書痙を神経筋肉系の心身症としてアプローチすることが適切である。

2．書痙の症状・分類

本来ならば書痙では書字以外の動作は障害されないはずである。しかし，実際には手がふるえていないときでも被動性の低下や上肢の硬直，異常な姿位などが認められることがある。

書痙は，上肢の状態によって振戦型，硬直型，麻痺型，ジストニア型に分類されることが多い。このうち，振戦型とは，上肢の振戦が目立つタイプで，硬直型とはふるえを押さえるために上肢に力が入っているタイプである。振戦型の中には，書字恐怖が目立つ群も含まれる[1]。

3．書痙の治療

書痙は，成因論が多彩なこともあり，多くの治療が試みられてきた。

（1）薬物療法

これまでに抗不安薬，β遮断薬，抗コリン薬，haloperidol, sodium valproate と baclofen, l-dopa, botulinustoxin などが試みられているが，いずれも症例報告やオープントライアルであり，評価は確立していない。

（2）催眠療法，自律訓練法

催眠療法は緊張の除去，筋弛緩に有効な反面，効果の持続性に欠けるとの評価もある。

自律訓練法は，書字練習との併用で有効例の報告がある[4]〜[7]。

表 1　書痙の治療成績

	症例数	治療期間	フォローアップ	有効率
Reavey (1975)	1	7 M	8 M	100%
Bindman & Tibbetts (1977)	6	3～7 week	3～12 week	66.7%
内山 (1977)	2			100%
Cottraux (1983)	13			69.2% (9例)
Farlong (1980)	1			100%
森田 (1980)	4			100%
大海 (1982)	56			60%
佐々木 (1988)	?			85%
田中 (1982)	7			71.4%
村林 (1992)	20			65%
志和 (1996)	23			72.6%

（3）理学療法

writing aid という補助用具を用いて字を書くと効果ありとの報告がある[8]。しかし，なかには反応せずに利き手と逆の手を使って字を書かねばならないケースもある。

（4）行動療法

行動療法としては，誤った字の書き方に対して電気刺激を与えるという回避条件付けの有効例が報告されている[9]。しかし，この方法はかえって患者の不安を高め逆効果であるとの報告もある。

このほかには，系統的脱感作と精神療法を組み合わせた方法[10]，habit reversal 法を応用したもの[11]などが報告されている。

（5）バイオフィードバック法（BF 法）

書痙に対する BF 法は，前腕の筋肉に電極を装着して，その筋電位を指標とするものが多い（EMG-BF 法）。

書痙の EMG-BF 法では，電極を装着するのが前腕の小さな筋群ということから，小さな電極を用いなければならないという技術的な難しさがある。また，書字の時に力を入れないことが上手に字を書くうえで本当に有利なことなのかははっきりとは検証されていない。

このような限界の中で，1970 年代から書痙に対する EMG-BF 法が内外で

行われてきた（表1）。

　これまでの報告では，EMG-BF法の有効率は60～70％程度である．病型別では，硬直型，振戦型の治療効果は大差がないが，ジストニア型の予後は不良とされている．また，振戦型の中でも恐怖症傾向の強いタイプは予後の良い傾向がある．

　書痙のEMG-BF法は，いまだに十分なコントロールスタディーが行われていない現状であるが，臨床的には軽症で慢性の経過をたどる書痙に対しては一度は考慮すべき治療法である．

文献

1) 村林信行, 竹越　至, 高田裕史：書痙に対する筋電図バイオフィードバック法の効果. バイオフィードバック研究 19. 11-19, 1992.
2) 柳澤信夫：ジストニアの概念と実態. 脳神経 48. 217-227, 1996.
3) Marsden, C.D., Sheehy, M.P.：Writer's cramp. TINS. 13, 148-153, 1990.
4) 内山喜久男：書痙に対する自律訓練法の技法および効果について．催眠研究　7. 87-102, 1963.
5) 阿部　正, 木原和郎.：書痙の治療の研究. 精神身体医学 8. 117-124, 1968.
6) 高橋京子：神経筋肉系の心身症研究－心因性手指振戦症を中心として. 精神神経学雑誌 75, 219-237, 1973.
7) Ajuriaguerra, J.D., Badaracco, J.G., Triallat, E., et al.：Traitment de la crampe des ecrivains par la relaxation. Encephale 2, 141-147, 1956.
8) Koller, W.C., Vetere-Overfield, B.,：Usefulness of a writing aid in writer's cramp. Neurology 39, 149-150, 1989.
9) Sylvester, J.D., Liveresedge, L.A.：Conditioning and occupational cramps. In Behavior Therapy and Neurosis (ed by Eysenk, H.J.). Pergamon Press, Oxford, pp 334-348, 1960.
10) Crisp, A.H., Moldofsky, H.：A psychosomatic study of writer's cramp. British Journal of Psychiatry 11. 841-858, 1965.
11) Wieck, A., Harrington, R., Marks, I.：Writer's cramp：A controlled trial of habit reversal treatment. British Journal of Psychiatry 153, 111-115, 1988.

（村林　信行）

IV. 受容的音楽療法と活動的音楽療法

Schwabe, Ch.[1] は音楽療法を2大別した。一つは受容的音楽療法（Receptive music therapy），他の一つは活動的音楽療法（Active music therapy）である。

おおまかに分類すると音楽を鑑賞する方法と楽器を演奏する（歌唱も含む）方法である。

A. 音楽の心身におよぼす作用

1. 音楽の生理的作用

I.M. Altschuler 以来視床理論（仮説）が一般に受け入れられてきている[2]。これは大脳で音楽が理解される以前に，視床の働きで自律神経系のさまざまな反応が惹起されるという説である。具体的には Altschuler は，音楽には新陳

表 I 音楽療法の種類[2]

1. 受容的音楽療法
①刺激療法
②鑑賞療法
・精神分析的
・弛緩訓練的
2. 活動的音楽療法
①演奏を用いるもの
i 合奏療法
ii 即興的音楽療法
②歌唱を用いるもの
i 歌唱療法
ii 合唱療法

代謝および発汗，血圧，脈拍，内分泌，筋肉エネルギーに変化をもたらす能力があるとした。

W.B. Davis ら[4]は，音楽鑑賞時に自分の好みの曲を選択すると，聴く音楽の種類を問わず末梢血管の拡張と筋肉の緊張の低下が生じることを報告している。

筆者らの研究[5]でも心身症の患者が好みの曲を聴取すると筋電位が低下し末梢皮膚温が上昇することを経験したが，これは Davis らの報告と一致する。

さらに松井[6]は，音楽は，感覚ニューロン（神経細胞）を通して，大脳皮質の感情中枢に大きな影響を与え，この感情中枢の興奮は容易に隣接する自律神経中枢を刺激し自律神経の支配する内蔵諸器官に，賦活・促進的な方向か，抑制的な方向に影響を与えると述べている。このことが，心身症や神経症に見られる身体症状に好影響を与える可能性につながり，健康な人のストレス管理にも音楽が用いられる由縁とした。

2．音楽の心理的作用

Sears, W.[7]は行動科学的に音楽の機能を次のように体系化した。これは活動的音楽療法の理論的基礎になるものと考えられる。

1）構造内的体験
　ⅰ 音楽は時間的に秩序づけられた行動を求める。
　ⅱ 音楽は能力的に秩序づけられた行動をさせる。
　ⅲ 音楽は感情的に秩序づけられた行動を引き起こす。
　ⅳ 音楽は感性的に洗練された行動を呼び起こす。

2）自己体制的体験
　ⅰ 音楽は自己表現を可能にする。
　ⅱ 音楽は障害を受けた者に補償的な尽力を供与する。
　ⅲ 音楽は社会的に受け入れられる報酬と奉仕の機会を提供する。
　ⅳ 音楽は自尊心の増大を可能にする。

3）対人関係の体験
　ⅰ 音楽は社会的に受容可能な自己表現の手段を提供する。
　ⅱ 音楽は集団内での反応を個人的に選択する機会を与える。
　ⅲ 音楽は自他への責任引き受けの機会を考えさせる。
　ⅳ 音楽は言語的・非言語的に行われる社会的相互作用とコミュニケーションを高める。
　ⅴ 音楽は社会的に受容可能な形式で協力と競争を増進させる。
　ⅵ 音楽は一般的療法環境に必要な娯楽と休養を提供する。
　ⅶ 音楽は施設や共同社会の仲間集団で受容される現実社会的熟練と，個人的行動パターンを学習できるようにする。
　松井[8]は，音楽の治療道具としての特性として以下の10項目を掲げた。
　1．音楽は知的過程を通らずに直接情動に働きかける。
　2．音楽活動は自己愛的満足をもたらしやすい。
　3．音楽は，人間の美的感覚を満足させる。
　4．音楽は発散的であり，情動の直接的発散をもたらす方法を提供する。
　5．音楽は身体運動を誘発する。
　6．音楽はコミュニケーションである。
　7．音楽は，一定の法則の上に構造化されている。
　8．音楽には多様性があり，適用範囲が広い。
　9．音楽活動には，統合的精神機能が必要である。
　10．集団音楽活動では社会性が要求される。
　心身症の患者の心理的特徴としてAlexithymia（失感情症）という概念が知られている。これは情動への気づきとそれに加えて言語的表現がおさえられている点が特徴とされ，表情が乏しくファンタジーや夢も貧弱であることである。心身症の心理療法の一つとして音楽療法が用いられるのは，音楽が感情領域に入り込むことにより，Sears, W.や松井が提示している心理的効果を生みだすことが治療目標と一致することにほかならないことによる。

B. 受容的音楽療法

受容的音楽療法とは，音楽を聴くことにより情緒・行動の変容を目的とするもので，刺激として音楽を与える刺激法と，音楽鑑賞そのものを方法とする音楽鑑賞法に分けられる。

1. 刺激療法

音楽を積極的に聴きたがらない患者や自発性に乏しい患者に音楽を刺激として用いることである。この時治療者は，患者の心身の状態を把握し，患者の状態と同質の音楽を与えることが望ましい。これはAltschler[9]により提唱されたもので「同質性の原理」(isoprinciple) と呼ばれている。患者の気分にあわせた音楽を与えることで，患者とのコミュニケーションが可能になり，この結果患者の不安定な情動を安定させることができる。

さらに，音楽が刺激として与えられている間に，患者の中に積極的に音楽を聴こうとする態度や演奏したいという気持ちが生じ，鑑賞療法や，活動的音楽療法に進んでいくこともある。

2. 鑑賞療法

主としてドイツで神経症の治療に用いられていたが，日本では心身症の治療としても積極的に用いられている。理論的基盤としては精神分析的精神療法の範疇に入るものと，弛緩訓練としての鑑賞療法の2種類に分けられる。

精神分析的精神療法としての受容的音楽療法では，通常の精神分析には対象になりにくい言語化能力の乏しい患者に用いる。治療の目的は治療者―患者関係の促進や葛藤の言語化の促進などである。

弛緩訓練的な音楽療法では，患者の葛藤に触れずに患者の抱く疾病へのとらわれとこれに伴う緊張に注目し，心身のリラクセーションを得ることを目的とする。心身のリラクセーションにより得られる筋弛緩は，不安・恐怖・緊張に

対して拮抗することはWolpeら[10]が報告している。

日本の心身医学的治療では，弛緩訓練として自律訓練法が用いられるが，鑑賞療法は能動的集中が不要のため治療に導入しやすい。また，日常臨床に導入しやすい。

3．最近の受容的音楽療法

Podolsky, E.(1954)[11]の時代には，高血圧や胃腸障害に有効である音楽を処方したが，現在では，ある疾患に対して特定の曲が有効であるという考えではなく，音楽は患者の気分にあった，つまり患者が治療時に聴きたい曲を選択している。これは記述したが「同質の原理」である。

治療構造としては，オープンスペースでなくボディソニック方式（体感音響装置）の寝椅子を用いることが多く，聴覚刺激ばかりでなく振動刺激も利用することが多い。小松[12]は，耳から聴いている音は，論理的な面に訴えてくる要素が多く，脳の最外側の新皮質である左脳部分に作用する比率が比較的高いが，体感音響振動は，より右脳的であり脳の内側の古皮質，旧皮質にも刺激を与え，意識下にも影響を及ぼし，より情緒的，官能的，本能的な面に作用し，人間の根源的なものに訴えかけてくるウエイトが高いと報告している。さらに，体感音響振動を伴った音が音楽そのものの印象を強め，音楽の感動や陶酔感を深め，受容的音楽療法において，スピーカーによって音を聴くのと，音と同時に体感音響振動を付加するのでは心身にあたえる効果が異なり，リラクセーション効果のみならず誘眠効果もあることも報告している。

受容的音楽療法の1セッションの治療時間に関しては絶対的な原則はないが，患者の内省報告によると20～50分程度が望ましいと考えられた。

セッションの回数に関しても絶対的な原則はないが，まず10セッション程度を1クールとして設定した治療目標に適合した効果の有無を判定していくことが望ましいと考えられる。なぜなら，音楽療法そのものには重篤な副作用はないが，治療効果が認められないのに続行することは，治療という観点から望ましくないからである。

C. 活動的音楽療法

　活動的音楽療法は，楽器演奏，歌唱，創作に分類される。心身症の領域では活動的音楽療法に関する事例も少ないため，ここでは主として精神神経科領域で行われている活動的音楽療法の概要について対象別に記してみる。

1. 児童領域[13]

ⅰ 対象
　自閉症，攻撃的傾向の強い児童，言語的に発達遅滞の児童，対人関係のもてない児童，チック，身体的には四肢の運動障害の児童も対象となる。身体障害児童に対しては，音楽は単に機能訓練という意味でなく，心理的発達因子としても重要で，言語的障害のある児童にとっては，音楽は非言語的交流としても意義がある。

ⅱ 楽器
　ラッパ，ガラガラ，カスタネット，タンバリン，木琴などはよく使用される。
　感覚的に楽しいものであれば必ずしも正式な楽器でなくてもよい。たとえば，トランポリン，ボール，ロープ，指人形なども使う。

ⅲ 治療の実際
　まず個人療法にするのか集団療法にするのかが問題となるが，特に情緒障害の強い例，発語の困難な例，治療者が特に注意を払う必要がある例は，個人音楽療法を導入することが多い。
　楽器の導入にあたっては，好きなように楽器に触れさせることから始め，徐々に演奏や合唱に進めていくことが自然である。具体的には治療者の模倣から始まる。曲は，患児の発達水準にも左右されるが，児童の好む曲，知っている曲でやさしい拍子の曲から始めることがよい。
　児童の音楽療法の第一人者である松井によると児童の音楽療法は以下の3種に分類できる。

a　発達療法的音楽療法
　障害や年齢別でなく，発達水準の類似した3～5人くらいの集団を対象にプログラムを組む方法。
b　リズムを中心にした治療教育的音楽療法
- リズムは集団の平均適応水準によって決めるが，まず1拍子，2拍子の基本リズムから始める。
- 感覚活動を十分体験させる。
- 身体運動と音楽リズムの協応をゆっくり発達させる。
- 言語および認知機能の発達を同時に与える。
c　遊戯療法的音楽療法
　対人的交流の発展や自我機能の改善を目標にしたもので，普通の児童集団で遊戯として行われる活動に近いもの。
　上記のいずれの療法であっても児童や幼児の場合は，感覚器系，運動器系の発達を通して社会体験をする意義がある。1セッションの時間は，幼児30分，児童40～50分が妥当で，2～3ヵ月を1クールとして，有効性が示唆された後にまた次の2～3ヵ月続けていくことが望ましい。

2．思春期領域

ｉ対象
　思春期に発症した精神科や心療内科領域の疾患や行動面の問題に対して心理療法や活動療法の手段として利用される。児童期から引き続き障害を持つ例も対象となる。
ⅱ方法
　情動のコントロールとその発散を目標として，演奏活動，音楽心理劇などが行われることもあるが，児童領域で述べた方法を基本にしている。

3．成人領域

ｉ対象
　歴史的にこの領域にもっとも適応されている対象は，急性期を除く統合失調

症や躁うつ病などの精神病であり，精神病院で行われている。神経症や心身症領域では活動的音楽療法は，まだ治療として発達していない。

ii 治療の実際

心身症領域での活動的音楽療法は，現時点では確立していないので精神科領域で行われている活動的音楽療法について記す。

楽器演奏に関しては，丹野[14]，山口[15]，松井[16]の示唆に富む報告があるので順次述べてみる。丹野は，統合失調症に対する合奏のシステム化を試み，導入部と展開部に分けた。導入部では（1）学習的展開，（2）音楽構成の展開に分け，展開部は，（3）運動的性格を利用した展開と（4）合奏の社会性を利用した展開に分けた。それぞれの段階での効果としては（1）では達成感，着実性，機敏性，（2）では，活動意欲，持続性，言語表現へのステップ，（3）では，現実性，機敏性，行動の適応性，協調性，（4）では協調性，社会的規範，主体性，責任感，自信，緊張のコントロールなどをあげている。

山口らは，患者の合奏のグループを作り，最終的には演奏旅行という形態にまで発展させ，社会的適応レベルの上昇，新しい人間関係の形成が認められたことを報告している。

適応水準や好みの違う患者の合奏を効果的に行うことは非常に困難であるが，松井によれば，適応水準と音楽技術から5つの等質のグループを作り，もっとも水準の高いグループでは合奏，一番低いグループでは鍋，茶碗などをたたくリズム遊びを教え，それぞれ効果を得た報告をしている。以上をふまえた合奏の要点は以下の8項目であるという。

a 既成の楽譜を，演奏しやすく編曲するか，各楽器の難易度に合わせて，美しさを損なわないように作曲するなどの技術が要求される。

b モチベーションをつけるため，生の演奏を鑑賞する機会を持ったり，自分たちが発表する機会を作ることが必要である。

c 作曲をも含めた音楽技術をもつスタッフと，演奏技術を持った数人のスタッフの協力が望ましい。

d 集団はなるべく等質集団の方がやりやすい。異質集団では個々に合わせた役割を工夫する必要がある。

e 技術水準の低い集団では，合奏という既成のイメージを捨ててかかる必

要がある．

　f　選曲は，その集団の技術水準より，やや高めの曲で，成員に好まれる曲を選び，それが達成される過程に治療的意義が認められる．

　g　合奏の治療的意義は，楽しみながら，しらずしらずのうちに，患者の自我のさまざまな機能が訓練されることにある．

　h　音楽療法家の仕事は，各成員の技術水準や適応水準を十分わきまえた上で，治療目標が達成できるように援助することである．具体的には，満足感を高めたり，集団内緊張を高めたり緩和させたり働きかけることなどである．合奏，合唱いずれの場合も60分くらいで，定期的に院内活動の一つとして行われていることが多い．

4．老人領域

i 対象

　脳血管障害による身体機能障害，痴呆老人を対象に行われているが，外科的疾患のリハビリテーションとしても応用されてきている．

　また，特別に疾患をもたない老人に対しても，老化防止や毎日のQOLを高めるための一手段としての音楽療法も必要とされる時代である．

ii 方法

　老人領域では田中[17]により多くのケースが報告されてきた．楽器としては簡単に扱えるタンバリン，トライアングル，小太鼓，笛などが一般的である．音楽療法導入の意義は，老人にとって記憶の想起のきっかけを果たすことにある．言語誘導ではなかなかよみがえらない過去が，昔の曲を歌ったり演奏することにより，なつかしい思い出やつらく悲しい思い出として想起されるようになる．つまり，記憶の想起から，脳の高次機能の刺激により，記憶喪失，記憶減退の回復の一助となるのである．

　感情失禁などをもつ老人は，合唱などにより情緒が顕著になることが多く観察されるが，これによるカタルシス効果で状況が改善されることもある．

　選曲は，特に演歌や日本民謡が効果的である．青春期に作られた記憶を想起するきっかけになるのは，当時よく聴いていた音楽であることが少なくないからである．

老人にリトミックを適用することもあるが，経験的に民謡や盆踊りなどの日本の音楽の方が，効果的である。

文献

1), 2) Schwabe, Ch.：Die Methodic der Musiktherapie und deiren Theoritisvhe Grund-legen, Versuch einen Konzeption, In, Harren, G. (Hrsg). Grundlagen der Musictherapie und Musicpsychologie Fischer, Stuttgart, 143-163. 1975

3), 9), 11) Altchuler, Ira M.：The Pasat, Present, Future of Music Therapy in Music Therapy, ed. by Podolsky, E. New York, Philosophical Library, 24-35. 1954

4) Davis, W.B. and Thaut M.H.：The influence of Preffered Relaxing Music of state Anxiety, Relaxation and Physiolosical Responces, Journal of Music Therapy, 26 (4), 168-187. 1989

5) 牧野真理子, 坪井康次, 中野弘一, 筒井末春：うつ状態に音楽療法的接近を試みた一例 日本バイオミュージック研究会誌 61-66 Vol.1 1989

6) 標準音楽療法入門（上 理論編）：音楽療法総説 春秋社 4-5 1998

7) Sears,W.：Process in music therapy, In. Gaston, E.T. (ed) Music in Therapy. Macmillan, New York, 30-46. 1968

8) 標準音楽療法入門（上 理論編）：音楽療法総説 春秋社 6-11 1998

10) Wolpe, J.：The practice of behavior therapy 内山喜久雄訳 神経症の行動療法 黎明書房 1987

12) 標準音楽療法入門（下 実践編）：医療における受容的音楽療法 春秋社 234-238 1998

13) 松井紀一：音楽療法の手引き 牧野出版 118-146 1980

14) 丹野修一：精神分裂病者に対する合奏を用いた音楽療法の試みについて 音楽療法研究 No.18 音楽之友社 1979

15) 山口陽雄：当院の音楽療法を通しての二, 三の経験 芸術療法 Vol.7 1976

16) 松井紀一：音楽療法の手引き 牧野出版 148-194 1980

17) 田中多聞：痴呆老人ケアの現状と今後の対応－現場臨床医の眼－ 病院 46 巻 8 号 633-639 1987

(牧野 真理子)

V. 心身症の音楽療法

1. 心身症の音楽療法の目的

　心身症の患者の特徴としては，対人緊張が強く身体的にもリラックスしにくいタイプの人が多いこと，自己主張が苦手で，自分の気持ちを「言葉」にすることが困難と感じていることも少なくないことなどが挙げられる。このような患者に音楽療法を行う際には，以下の点を考慮する必要がある。
①音楽療法そのものが緊張感につながらないこと。
②身体的にも緊張感を緩和すること。
③治療の結果を患者にわかりやすくフィードバックできること。
④特に外来治療では複雑な準備等がなく簡便にできること。
　以上の点を考慮したうえでの心身症に音楽療法を用いる目的は以下に要約できる。
①音楽を通して治療者―患者関係のコミュニケーションを円滑にする。
②言語化に促進的に働くことにより自己主張を推進する。
③不安，怒り，攻撃性などの負の情動を緩和させるとともに身体の緊張感も軽減させる。
④社会に再適応するために健全な自我を促進する。

2. 対象疾患

　心身症領域で音楽療法の禁忌になる疾患は特にない。ただし，まれに音楽に親和性のない患者もいるため強制はしない。

3. 評価法

1）身体的指標の設定

　具体的な自律神経指標で患者にフィードバックできることが望ましい。脳波

や血圧，脈拍，呼吸数，末梢皮膚温，筋電位などは患者に侵襲性がなく，経時的にモニターが可能であるため日常臨床ではよく使用されている。コルチゾールなどの生化学的指標の変化も医学的な見地からは必要とも考えられるが，採血という侵襲があり，患者にストレスを与えてしまうため現時点では実践的ではない。

2）心理的評価

音楽療法の前後に，質問紙を使用し患者に直接記入してもらう。特に音楽療法用の質問紙は研究開発されておらず，治療者が評価しやすい簡便な心理検査を用いることが多い。

医師が身体指標と心理検査を総合的に評価し，患者とそれぞれの変化に関して話し合うことにより，患者に心身の変化に対する気づきが生まれることもまれではない。

3）受容的音楽療法の実際

症例1　過敏性腸症候群

35歳　男性　会社員

（主訴）通勤電車の中での腹痛を伴う下痢

（現病歴）地方の支社から東京の本社へ転勤となった。東京での生活は生まれて初めてであった。地方では通勤に自家用車や自転車を使用していたが，東京では電車通勤となり，朝の混雑が想像以上にストレスであった。さらに本社は社員数も多くて名前を覚えるだけでも苦痛であった。5月の連休後，出勤時の山手線の中で突然腹痛が出現した。次の駅でやむをえず降りトイレに駆け込んだ。以後，山手線に乗ること自体が怖くなり地下鉄を利用することにした。しかし，地下鉄でも腹痛を伴う下痢が頻回となり病院を受診した。消化器系の精査をしたが，特に悪性の所見は認められず，医師から「ストレスによる過敏性腸症候群」と指摘され，心療内科を紹介され受診となった。

（経過）経過から「新しい環境に対する不適応」の可能性が高いことを説明したが，患者も因果関係を認識し，治療に積極的な意欲が感じられた。薬物療法とともに心身の緊張を緩和する目的で自律訓練法と音楽療法を施行すること

にした。音楽療法の方法は，特別に患者が聴取したい音楽がなかったため，治療者が選択した。患者はこれまでクラシックを聴いたことがなかったので聴いてみたいとの要望もあり，スメタナの「モルダウ」，バッハの「ブランデンブルグ協奏曲」を選択した。患者は，音楽が生体に及ぼす影響に興味を示したため，音楽聴取中に血圧，末梢皮膚温をモニターした。特に音楽聴取中には末梢皮膚温が上昇することが顕著であり，音楽により身体の緊張が緩和することを確認した。日常の通勤時もこれらの曲をウォークマンで聴き，治療時のリラックスした気分を思い出すようにした。次第に通勤時に腹痛はあるものの自分で受容できる痛みとなり，3ヵ月後には再び山手線に乗れるようになった。

症例2　高血圧

38歳　女性　総合職会社員

（主訴）頭痛　理由もなくイライラする。

寝つきが悪い。

（現病歴）女性管理職（課長）に昇進し，部下も増え仕事量も増加したように感じ，プレッシャーだった。子供はいなかったが，家庭では主婦と妻の役割もこなさなければいけないと考え，家事も手抜きができなかった。昇進後3ヵ月くらいから仕事中に頭痛が頻繁におこり体が熱くなることが出現した。理由もなくイライラして，寝つきも悪くなった。休日になると1週間の疲労で1日中横になっている状態が続いたため，近医を受診した。医師から高血圧と診断され降圧剤を処方された。薬は定期的に服用したが，頭痛，不眠，イライラには効果がみられなかった。医師から「ストレスによる高血圧のため心療内科の受診が望ましい。」とのアドバイスをうけ受診となった。

（経過）会社の仕事の合間に受診したため，落ち着かず待っているだけでも苦痛でイライラしていた。血圧は，160-180/90-100 mmHgで診察中でも早く会社に戻らなければとあせりの気持ちにあふれていた。患者に「いつも時間に追われていて心身が緊張していることも血圧が安定しない原因の一つである。」と説明し，心身のリラクセーションを得ることを目的として音楽療法を導入した。週3回，1回20分，外来で体感音響装置を用いた受容的音楽療法を行った。患者が特に希望する音楽がなかったので選曲は医師にまかされた。これま

での音楽療法の経験から多くの患者に好評であった自然音の波を基調とした曲としてみた。降圧剤の服用も持続した。さらに外来受診時は会社を休み，時間に追われないようにした。音楽療法時は，視覚的に身体に変化を確認するため血圧の変化を経時的にモニターした。実際に音楽聴取時に血圧が降下することを見ると心理的にも落ち着く様子であった。2週間後には頭痛が軽減し血圧も140/90 mmHg 程度になった。音楽療法を併用しさらに意識的に公私の区別をしっかりさせることを実行した。3ヵ月後には降圧剤の服用も中止できた。

しかし，血圧の安定後も音楽を生活に積極的にとりいれ心身の緊張の緩和に努めている。

4）活動的音楽療法の実際

摂食障害の2例を報告する。症例2は受容的音楽療法と活動的音楽療法を併用している。

症例1　摂食障害
21歳　女性　看護師
（主訴）食べるととまらない感じがする。
食べることが怖い。
（現病歴）国家試験合格後総合病院に勤務となった。準夜，深夜勤務に入り生活のリズムが乱れいつも眠くだるかった。ある日深夜勤務後，空腹感が生じて大量にスナック菓子を食べた。この時内心「もうやめないと気持ちが悪くなってしまう。」と思ったが，勝手に手が動いてしまい食べてしまった感じであった。この時は限界まで食べて吐いた。以後，夜勤明けには大量の菓子を過食し吐くようになった。だるさと気力の低下がいちじるしくなり，仕事も無断欠勤までするようになった。上司の勧めで心療内科受診となった。
（経過）過食の衝動を抑えることが困難で，時折希死念慮もあるため入院となった。入院後も何か口に入れていないと落ち着かずイライラしていた。面接時に，患者が小学校から高校までオーケストラ部にいてフルートを演奏していたことや，本当は音楽大学に進学したかったが，経済的な事情で看護学校を選択したことなどを述べるようになった。さらに看護学校に入学後は一度もフ

ルートを吹いていないことが判明した。そこで患者と相談し，院内の作業室でフルートを毎日1時間ほど練習することにし，その後の心理変化を治療者に話すことにした。患者は「フルートを吹いている時は音を出すことに集中しているので他のことは何も考えずにいられる。」と述べたため，今後は過食衝動が起こった時もフルートを吹くようにアドバイスした。時には何時間も吹いていることもあったが，規則的な入院生活で生体リズムが回復したこともあり，過食衝動も徐々に緩和した。2ヵ月後に退院となったが，退院時にはミニコンサートも開いた。退院後は再びフルートを習うことにし，生活の中の楽しみとして積極的に取り入れることにした。

症例2　摂食障害
22歳　女性　会社員
（主訴）食べ始めるととまらない。
過食後の自己嫌悪感。気力の低下。
（現病歴）大学卒業後，商社に就職した。華やかな職場という期待を持っていたが，実際は電話の応対やコピーに追われ残業も多かった。食事も不規則になりがちであった。就職時160 cm，55 kgであったが，3ヵ月後は65 kgまで増加しダイエットを開始した。方法は，夕食をとらないという自己流である。2週間で6 kg減少したが，さらにやせたいと思って朝食もぬくようにした。気分的にもしばらく調子はよかったが，ある日突然夜中に過食衝動が出現した。自宅近くのコンビニエンスストアで大量に食料品を買い込み一気に食べた。以後，毎晩過食と過食後の自己嘔吐の繰り返しとなった。会社も気力の低下により出勤できない状態となったため，心療内科を受診した。
（経過）過食衝動がコントロールできない状態であったため入院治療を開始した。過食衝動が出現した時に体感音響装置を使用し，患者の好みの音楽を聴取したり，時には音楽にあわせて一緒に歌うことも行った。過食の予防には，とにかく食べるという行為以外に口を使うことが重要であるため，歌唱は患者にとって有効であった。2週間頃から過食衝動が落ちつき，心理面接を導入した。その中で患者は，これまで真剣に自分のことを考えたことがなく，常に両親に依存していたことを自覚した。また，過食衝動のコントロールが自力でで

きたことも良い自己イメージの獲得につながり，過食が出現しても自分で何とかできるのではないかと考えられるようになった。

（牧野　真理子）

VI. 総合病院における音楽療法

　現代日本では，いろいろなジャンルの音楽が一般に浸透し，街を歩いていれば何かしら効果的に音を使用している場所・施設に行きあたる。医療機関においても音楽を取り入れ，患者や職員に対する治療やリラクセーションの一助として役割を果たしているところもある。現在のわが国においては，心身障害者や痴呆老人などのリハビリ的な手段としての音楽療法は比較的浸透しつつあるようである。一方，一般身体診療科で音楽を用いる場合は，主に受容的音楽療法に分類されるもので，補助的・レクリエーション的要素が強いような印象を受ける。音楽療法は研究途上のものであり，一般身体疾患に対する治療法として確立されているわけではなく，保険適応上の問題などもあるため，現在のわが国では総合病院全体として音楽療法を行っている施設の報告はないと思われる。

　本章では国内の一般身体診療科において工夫を凝らして音楽を用いた臨床報告を紹介し，今後総合病院においてどのような音楽療法の可能性があるか検討してみることにする。

A. 検査室

　苦痛を伴う検査は，患者にとって時には病そのものよりつらいものになりうる。必要な検査であっても患者が苦痛や不安のために施行を拒否したり，やむなく中断するような場面は多い。技術面の熟練や検査器具の改良による苦痛の軽減も必要だが，患者の精神状態によって変動する因子には役不足である。患者側がリラックスすることにより，苦痛や無用な不安が軽減できるような手段のひとつとして内視鏡における音楽療法を試みた報告がある[1]。内視鏡施行時に枕スピーカーでイージーリスニング，歌謡曲（メロディのみ），クラッシックなど患者アンケートで好評だった曲をBGMとして流し，患者に感想をアンケート形式で聞いたところ84%の人が気持ちが紛れた，73%の人が恐怖感が薄れたといい，99%の人が音楽が流れていてよかった，今後も続けて欲しいと

解答したという。若干1名のみが音楽をやめて欲しいと答えた。

B. 透析センター

　人工透析を受ける患者は生命の維持のため週2〜3回，1回4〜5時間ベッドに拘束されることを何年も余儀なくされ，そのための精神的苦痛ははかりしれない。人工透析をなるべく苦痛を少なく受けてもらうための工夫は各施設で行われており，音楽を使用したものも多い。

　透析患者に透析施行中好きな音楽を聴かせた場合，透析中に疲労度が増す患者では，疲労の軽減に有効であったという学会報告，透析中患者に音楽を聴かせたところ，「時間感覚の減少」「眠気，不眠の解消」「退屈感の減少」「気分の改善」などに効果が認められ，特に「好みの音楽」の効果が高かったが状況によっては逆に苦痛が増強されることも認められたという報告[2]，吐き気や嘔吐が少なくなり，血圧変動が軽減したという報告[3]など多くの報告がある。好みの音楽を，適切に用いることで精神的なリラクセーションだけでなく，透析に伴う身体症状の緩和が期待できそうである。

C. 集中治療室

　集中治療室（ICU）や冠状動脈集中治療室（CCU）は，事故や手術後，心筋梗塞，脳卒中などの重症かつ比較的突発的に生じる生命的な危機が大きい患者を集中的に治療する場である。この場では，身体的治療を施し生命を助けることが最優先されるため，患者のプライバシー，コミュニケーション，面会などのメンタル面は後回しにされがちである。有意識患者では，肉体的苦痛とそれに対する不安，環境の特異さなどに適応できず，不安，抑うつ，不眠，せん妄などさまざまな精神的反応が起こりうる。このような症状は本人が精神的に苦痛なばかりでなく，身体的治療の妨げになり，しばし問題となる。身体的に重篤な患者の精神反応を緩和する目的での受動的音楽療法の有効性が報告されている。ほかにも，疼痛を緩和する目的，日内リズムをつけ睡眠を改善する目的などで音楽を利用することが考えられる。

急性期の虚血性心疾患の患者に本人の好みを考慮したクラシック，ジャズ，ポピュラー，オルゴール演奏曲などをベッドサイドで聞かせた結果，長時間心電図による心拍数変動の周波数解析により交感神経緊張が緩和され，質問紙にて不安と緊張が改善した結果が得られたという報告がある[4]。この報告の中で，筆者はCCUなどの患者の緊張がいちじるしく，また無機質な音環境の病棟では，患者の音楽的経験や嗜好や個別の環境を配慮した音楽を緩和療法の一つとして，またコミュニケーションの促進に用いストレスの緩和を図る努力が望ましい，と述べている。

D. 神経内科

　内服薬での歩行障害のコントロールが不十分な軽〜中等度のパーキンソン病の患者に，音楽がある状態とない状態で歩行状態を比較すると，音楽を用いた歩行では，歩行の継続性や安定性の面で改善がみられたという報告がある[5]。またほかの施設でも内服薬の効果が十分でない歩行障害のある患者に好きなジャンルのテープを一定期間聴かせることで，歩行速度と歩幅および抑うつ感，機能的自立度が改善されたという学会発表もある。脳血管障害や変成疾患などに代表される神経内科的疾患は経過が慢性で進行性であることが多く，身体の動きが制限され，精神的にも抑うつ的になっていく患者が多い分野であり，精神科と並び患者のADL向上を目指したリハビリテーション的な部分と，精神状態の改善を目指した多面的な音楽の効用が期待できると思われる科である。

E. 外科

　音楽による精神安定や疼痛緩和効果を期待し，全身麻酔にて手術を受けた患者に，手術後帰室直後からバロック調のクラシック音楽を日に数時間ずつ3日間聴かせ，離床後1週間以内に感想についてのアンケートを行った報告がある[6]。それによると，89%の患者が音楽は痛みやストレスに対して緩和作用があると答え，73%の患者が手術後音楽が流れていてよかったと答えたという。動きに制限のある外科の手術後患者が病棟で違和感，疲労感なく音楽が聴ける

ように，またソフトを好みで選択できるように工夫した自然音発生枕を開発，使用した報告[7]など，ただ音楽を聴かせるのではなくその方法にも工夫がみられる。

F. 入院病棟

　入院という特殊環境下では，睡眠に困難を感じる患者は圧倒的に多いと思われる。就寝前に音楽を聴取してもらい，睡眠に与える影響について評価を行ったところ，熟眠感・寝付き・途中覚醒・目覚めの気分・昼間の気分・調子に対して好影響を与えることがわかった，という報告[8]がある。また消灯時に不安解消，リラックス効果のあるとされている「G線上のアリア」「パッヘルベルのカノン」を院内放送で流したところ，睡眠薬処方錠数の減少，睡眠薬服用患者数の減少，睡眠が深くなったなどの結果を得たという報告[9]がある。これは，精神科単科病院からの報告であるが，すべての病棟で比較的簡単に実現可能で，多くの患者に有効性が期待できる音楽の効用であると思われる。

G. 待合室，ホール

　糖尿病外来の待合室で，実験的に環境音楽を聞かせたところ，虫の音，ピアノ演奏などが支持され，リラックス効果があったという学会報告がみられる。歯科や口腔外科など痛みを伴う治療が患者を待っている外来では，治療室から聞こえてくる機器の音を緩和し，待合室での患者の緊張軽減のためBGMを使用しているところは多い。診察を待っている他患の注意を音楽にそらすことで，診察室での患者と医師とのやりとりを聞き取りにくくするといったプライバシー保護目的での音楽の使用価値もある。また，プロの音楽家による病院内コンサートを開催して入院患者や医療スタッフのレクリエーションとしている施設もある。コンサートの後は，共通の話題もできて雰囲気がなごむという。

まとめ

　以上，各施設からの音楽を用いた研究報告を紹介した．大まかには音源や体感音響装置を取り入れて，ベッドサイドや検査施行中に音楽を流して患者に聞かせる方法のものが多いようである．その方法や音楽のジャンルなどについては基本的には患者の好みに合わせるということが多いようであるが，具体的にどのようなものをいかなる形態で使用すると効果的であるのかといったことに関しては研究途上で，今後の報告が期待される．いずれにせよ音楽を患者に聞いてもらうことはリラクセーション法の一つとして，治療や検査の苦痛・不安を緩和することで治療が円滑に進んだり，癒し効果により病と闘いともに生きる患者の精神的生活を向上させるなど，その有効性が示唆される．

　しかし，一つ注意しておきたいのは，各報告の中で，少数ながら音楽が流れていることを苦痛に感じた人もいたという事実である．音楽は非常に個人的要素が強いもので，好みもさまざまである．一般的にリラクセーションに有効とされている曲であっても，個人的にはつらい思い出を惹起させる曲であるかもしれない．良かれと思っても，けっして押しつけにならないように医療者は注意すること，特に重症で自由の利かない患者であればあるほど，患者の意思を尊重して音楽療法を施すことを忘れてはならないと思われる．

文献

1）蜂巣　忠，今井陽子，大木千佐子，他：内視鏡苦痛軽減のための音楽療法．日本バイオミュージック学会誌 3, 17-23, 1989
2）伊藤千鶴，鶴田志津香，清水哲雄，他：透析患者に対する音楽療法の効果．日本バイオミュージック学会誌 14, 140-147, 1997
3）表　文恵，田島佳代，吉永徳江：血液透析中における音楽療法の試み．大阪透析研究会誌 8, 173-177, 1990
4）久保美紀，安宅敬子，成田伊紀，他：CCUにおける音楽療法の効果．日本バイオミュージック学会誌 13, 126-131, 1996
5）中村容子：パーキンソン病患者の音楽療法－歩行における音楽の利用－．日本バ

イオミュージック学会誌 14, 46-53, 1996

6) 今村ひとみ, 寺田佳代子, 和田葉子：術後患者への音楽療法的な接近. 日本バイオミュージック学会誌 3, 12-16, 1989

7) 蜂巣 忠, 大木千佐子, 今井陽子, 他：外科患者に対する自然音発生枕の使用経験. 日本バイオミュージック学会誌 4, 34-40, 1990

8) 坪井康次：音楽が睡眠に与える影響. 日本バイオミュージック学会誌 16, 135-139, 1998

9) 寺田 浩, 太田大介, 吉田勝明：音楽が入院患者, 職員に与える影響　睡眠薬処方量, 睡眠状態, 及びアクシデントレポートの内容を通じて. 日本バイオミュージック学会誌 17, 98-103, 1999

（久松　由華）

VII. 自律訓練法

　日常生活のさまざまな出来事に追いたてられ，対人関係の問題などでいつもイライラしている人にとって，リラクセーション法を学ぶことは非常に重要である。心身をリラックスさせてストレスを発散する方法を知らなければストレスは溜まる一方であり，心身症・神経症・生活習慣病などの素地ができあがってしまう。リラクセーションの方法として，自律訓練法，筋弛緩法，動作法，ヨーガ，瞑想法などが知られている。これらはいずれも，身体を弛緩させる動作を通じて心をリラックスさせる方法である。

　ここでは，医療・産業・教育の場で広く用いられている自律訓練法について，わかりやすく紹介したい。

A. 自律訓練法とは

1）歴史

　自律訓練法（以下ATと略す）は，1932年にドイツの精神科医シュルツ（Johannes Heinrich Schultzs）によって体系化された，自己催眠の一種である。

　その母体となったのが，1890年代におけるベルリンの大脳生理学者オスカー・フォークト（Vogt, O.）の催眠研究である。19世紀には種々の催眠現象が臨床医学に応用されていたが，オスカーは催眠状態における予防的・治療的効果を見出し，それを自ら実践する方法を疲労回復や病気の予防法として用いるようになった。これは「予防的休息法」と呼ばれていた。

　フォークトの研究に刺激を受けたシュルツは，催眠に導入された被験者に共通した体験として，四肢を中心とした身体の重感や温感が生じることを確認した。これらの感覚を自ら作り出す技法として体系化されたものがATである。

　その後，シュルツのもとでATの教育を受けたルーテ（Luthe, W.）によってATの治癒メカニズムに関する理論構成が確立され，諸技法も新たに開発された。現在では，これまで開発されてきたATの諸技法を含めたより包括

的な治療体系である自律療法としてまとめられている（図1）[5]。

　日本では，1951年に初めて佐藤幸治が「自生修練」との訳で，禅定の一つとして紹介しており，井村恒郎や笠松章の紹介を経て1959年に成瀬悟策によって「自律訓練法」という訳語が用いられ，研究と実践が展開されている。

2）特徴・効果

　シュルツの著書 Das autogene training（1932）の副題「注意集中性自己弛緩法」が示すように，AT は心身を緊張から弛緩へと変換させることを主目的とした，一種の自己弛緩法である。シュルツはまた，AT を「中性催眠状態を得るための生理的・合理的訓練法」「心身全般の変換（organismische leib-seelische Umschaltung）をもたらすものである」と述べている。

　現在においても，AT は，誰でも一定の順序で段階を追って進めていける心身のセルフコントロール法として用いられている。AT によってもたらされる「心身全般の変換」として，次の現象があげられる。まず生理的には，心拍数の減少，末梢の血流量の増加，皮膚温の上昇，皮膚電気抵抗値の上昇，脳波の徐波化などの変化が現れる。またこのような変化に伴い，環境刺激も遮断されて求心性インパルスが減少し，中枢神経系の過剰興奮が鎮静化する。これは交感神経系の活動が鎮静化されることで相対的に副交感神経優位になった状態である。このようにして ergotropic state（エネルギーを消費しやすい心身の体制）から trophotropic state（生体の内部環境を整え，疲労を回復し，エネルギーを蓄積する体制）への変容が得られる。一方，心理的には，身体感覚に対する受動的な態度（受動的注意集中）を通して意識変容状態（altered state of consciousness）がもたらされる。

　受動的注意集中とは，自律訓練独特の言い回しである。一般に「注意集中」といえば，能動的・積極的な態度であることが多いが，自律訓練においてはあくまで「受容的にさりげなく」注意を集中するのが原則である。たとえば不眠症の人を例にあげよう。なかなか寝付くことができない日が続くと，神経質な人は次第に「今晩は眠れるだろうか」「明日に備えて眠っておかなければ…」と，眠ることに意識を集中させ，日々眠ることに努力するようになっていく。しかし眠ろうとすればするほど頭は冴えてしまう。こういう場合，眠ろうという能動的態度を捨てて「眠れなくても死ぬわけじゃなし」と開き直った方が自

A. 自律訓練法とは

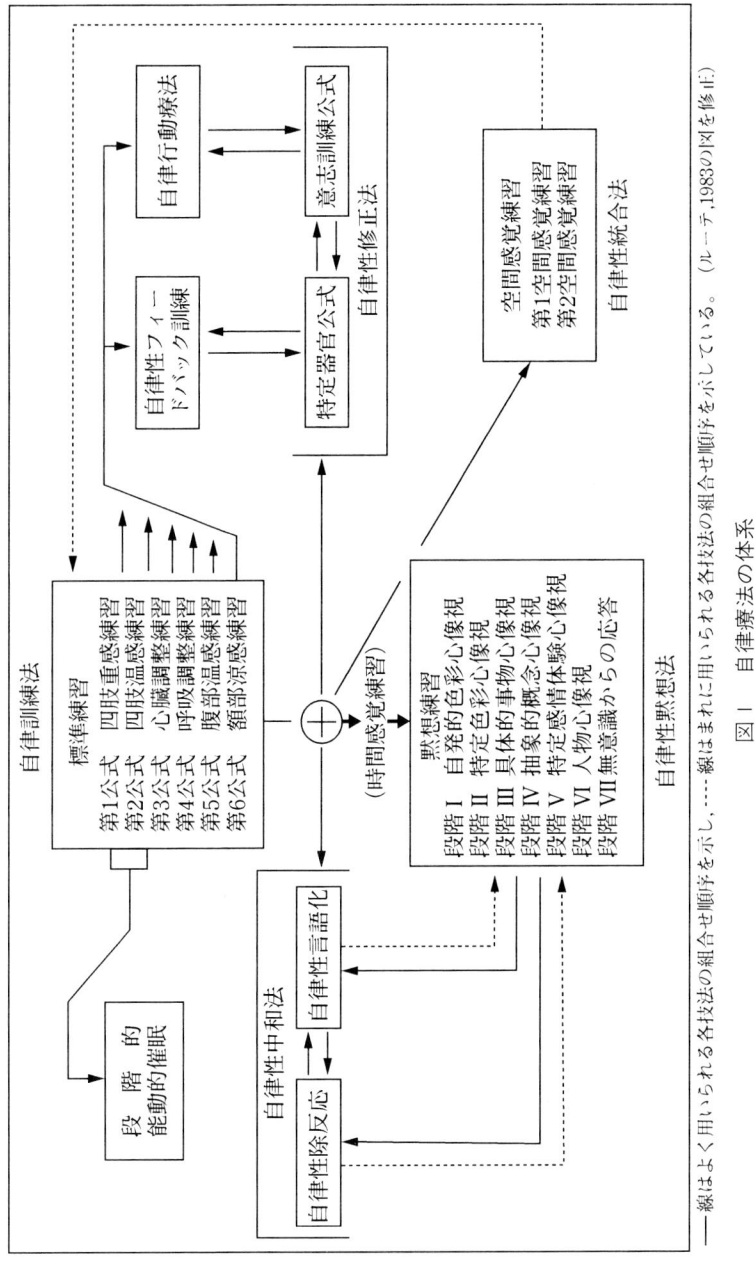

自律訓練法

標準練習
- 第1公式 四肢重感練習
- 第2公式 四肢温感練習
- 第3公式 心臓調整練習
- 第4公式 呼吸調整練習
- 第5公式 腹部温感練習
- 第6公式 額部涼感練習

段階的能動的催眠

自律修正法
- 自律行動療法
- 自律性フィードバック訓練
- 特定器官公式
- 意志訓練公式

自律性統合法
- 空間感覚練習
- 第1空間感覚練習
- 第2空間感覚練習

自律性黙想法

（時間感覚練習）

黙想練習
- 段階 I 自発的色彩心像視
- 段階 II 特定的色彩心像視
- 段階 III 具体的事物心像視
- 段階 IV 抽象的概念心像視
- 段階 V 特定感情体験心像視
- 段階 VI 人物心像視
- 段階 VII 無意識からの応答

自律性中和法
- 自律性除反応
- 自律性言語化

―― 線はよく用いられる各技法の組合せ順序を示し, ……線はまれに用いられる各技法の組合せ順序を示している。（ルーテ, 1983の図を修正）

図1 自律療法の体系

然な眠りに就けることは明らかだろう．自律訓練の練習でも同様で，積極的に意識を集中させている限りは緊張が取れていないというわけである．

さて意識変容状態とは，一時的な部分的退行状態であり，休息や機能回復に役立つものである．具体的には，疲労回復・情緒の安定・自己統制力の増進・仕事の能率アップ・疼痛や心理的苦痛の緩和・内省促進などの効果がある．

AT を実践することで得られるこのような心理生理的状態は，自律性状態（autogenic state）と呼ばれる．

3）適応症

不安・緊張を主な症状とする神経症や，心理的ストレスが関与する心身症，心身相互作用による悪循環が形成されている症例などが適応となる．具体的には，不安神経症，抑うつ神経症，パニック障害，心気症状や強迫症状を有する症例，また本態性高血圧，偏頭痛，筋緊張性頭痛，過敏性腸症候群，胃・十二指腸潰瘍，気管支喘息などの身体症状を有する症例などである．

さらに現在では，治療の域を越えて，教育現場や産業界に導入されて集中力の増進・意欲亢進・緊張緩和に役立ち，成績向上に結びついている．

適応年齢に明確な範囲はないが，一般に10歳以下は適応が難しいといわれている．というのは，公式言語と身体感覚などを理解する知的能力の問題や，毎日練習を続けていく根気などの関係である．また，同様な事情から，重度精神遅滞，モチベーション不足なども適応外である．

4）禁忌症

Luthe, W.によると，ATを行うことで有害な反応が出たり症状を悪化させうる病態は禁忌となる．たとえば心筋梗塞の急性期，低血糖症，コントロール不良な糖尿病，緑内障，また分裂病や躁うつ病の症状が安定していない時期などである．

また，相対的禁忌として，ATの練習段階のうち一部だけを避けた方がいい病態もある．たとえば，心臓疾患の人に第3公式の心臓調整練習，呼吸器疾患の人に第4公式の呼吸調整練習，消化器疾患の人に第5公式の腹部温感練習は行わない方がよいとされている．

B. 自律訓練法の実際

1）練習の準備

練習回数と練習時間（図2）：1回の練習は1～3分程度とし，それを2～3回繰り返して1セッションとする。長く練習しても，かえって焦りや不安が強くなることが多い。1回あたりの練習時間は短くし，それを毎日続けることが重要である。

環境：静かな，落ち着いていられる場所を選ぶ。時計・ネクタイ・ベルトなど，身体を締め付けている物をゆるめる。また空腹は避けて排尿も済ませておく。

姿勢（図3）：仰臥姿勢・単純椅子姿勢・安楽椅子姿勢があり，いずれも筋肉の弛緩した状態でゆったりと安定した姿勢をとる。仰臥姿勢は上向きに寝た姿勢で，もっとも効果が出やすい。両脚を肩幅程度に開き，両腕は駆幹にそって

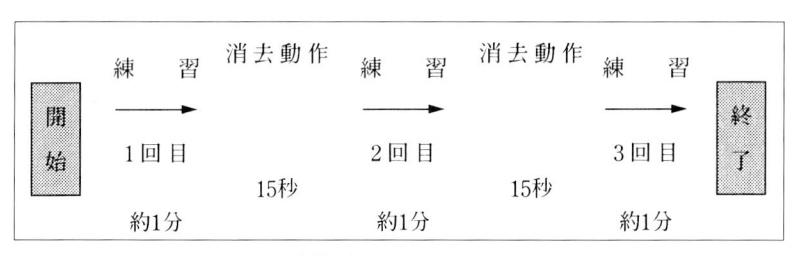

図2 自律訓練法の1回の練習方法

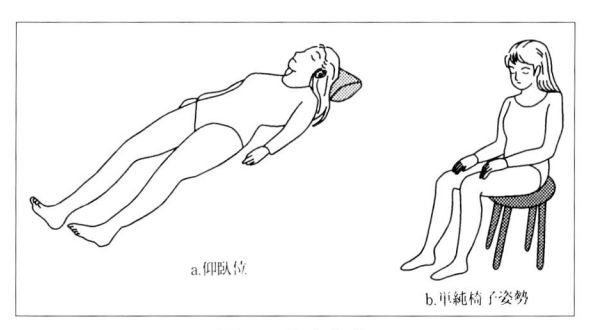

図3 基本姿勢

表1　自律訓練法の標準練習手順

公式0 （背景公式）	気持ちがとても落ち着いている
公式1 （重感公式）	両手両足がとても重たい
公式2 （温感公式）	両手両足がとても温かい
公式3 （心臓調整公式）	心臓が静かに規則正しく打っている
公式4 （呼吸調整公式）	楽に呼吸している
公式5 （腹部温感公式）	おなかがとても温かい
公式6 （額部冷感公式）	額が気持ちよく涼しい

自然に置く。単純椅子姿勢は日常生活で取り入れやすくもっともよく用いられる姿勢である。椅子に深めに腰掛け，両脚を肩幅程度に開き，両手は手の平を下にして膝の上にそっと置く。背をまっすぐ伸ばした姿勢から，息を吐きながら肩の力を抜き，自然に頭を前屈する。安楽椅子姿勢はソファなどに頭をもたせかけて仰臥した姿勢である。

　練習姿勢ができたら眼を軽く閉じる。

2）練習の実際

　練習の環境・姿勢が整ったら練習に入る。公式言語を反復しながら，その身体部位へ注意を向け（心的留意：mental contact），身体部位の感覚をつかむ。ここでは，自律訓練法の主体となる標準練習について説明する。

3）標準練習（表1）

　背景公式：「気持ちが落ち着いている」

　「気持ちが落ち着いている」という言葉を，心の中で暗唱する。あくまで，能動的・意図的ではなく，受動的な態度に徹する。気持ちを「落ち着かせる」のではなく，「広い野原にのんびり寝そべっているところ」などをイメージしてゆったりした気分を味わう。外的・内的刺激の少ない環境や姿勢をとっていれば，少なくても人ごみで信号待ちをしている時などと比べれば，気持ちはゆったりしているはずであり，それを素直に感じ取るだけでよい。練習中に雑念が浮かんできて困るかもしれないが，無理に雑念を追い払おうとせず公式言語を念仏のように繰り返しているうちに，いつのまにか雑念が消えていくことが体験される。

　第1公式（重感練習）：「両腕両脚が重たい」

背景公式ができたら，重感練習へ進む。これは「両腕両脚が重たい」という感覚を味わうものである。重たいというのはつまり「筋肉が弛緩して脱力し，ダラーンとした感じ」ということである。利き腕から練習を始めるとよい。「右（左）腕が重たい」という公式言語を心の中でゆっくり唱えながら，ぼんやりと右腕全体へ注意を向ける。その際，「右腕が重たい」という言葉のあいまに「気持ちが落ち着いている」を挿入し，「気持ちが落ち着いている…右腕が重たい…右腕がとても重たい…気持ちが落ち着いている…右腕が重たい…」というふうに進めていく。重感練習が習得されれば，単なる暗示ではなく，実際に右腕の筋肉が弛緩してダラーンと重たい状態を得ることができる。右腕の重感が十分感じられたら，左腕→右脚→左脚と順次進める。

第2公式（温感練習）：「両腕両脚が温かい」

　すでに重感練習によって四肢の筋肉の緊張がとれている状態においては，末梢血管が開いて皮膚温が上昇していることが多くの研究で示されている。温感練習も利き腕から始め，「右（左）腕が温かい」という公式言語を唱えながらポカポカした感覚をイメージする。実際にお風呂上がりに練習するのもよい。重感練習と同様に，右腕→左腕→右脚→左脚と，順次進めていく。

第3公式（心臓調整練習）：「心臓が静かに規則正しく打っている」

　重温感練習によって心身のリラックスが得られたところで，すでに心臓はゆっくり規則正しく拍動しているはずである。そこで，その鼓動を感じることが第3公式である。始めのうちは，仰臥姿勢で右手を左胸の上にのせた方が，心臓の位置や拍動を感じ取りやすい。先に述べたように，心臓疾患を有する人には禁忌となり，また心臓自体は健康であっても，心臓について強いとらわれがある人などは，かえってとらわれの意識を強めてしまうことがあり，行わない方がいいだろう。

第4公式（呼吸調整）：「らくに呼吸している」「呼吸がらくだ」

　第3公式と同様に，重温感練習の結果，楽にリラックスした呼吸ができている身体状況を感じ取ればそれでよい。

第5公式（腹部温感練習）：「お腹（太陽神経叢）が温かい」「胃のあたりが温かい」

　太陽神経叢は腹腔神経叢とも呼ばれ，腹部臓器に分布する自律神経の中継点

である。心臓調整練習のときと同様に，右手をお腹の上に置いて太陽神経叢へ自然に注意を向ける。そうしながら「お腹が温かい…」と繰り返す。練習を進めるうちにお腹がゴロゴロ鳴ることがあるが，腸が活発に動き始めた証拠なので，そのまま続ければよい。

　胃・十二指腸潰瘍の人は，第5公式はとばした方がよい。過敏性腸症候群，胆道ジスキネジー，潰瘍性大腸炎などの場合も，腹部症状が増悪することがあるためにやめておいた方がいいだろう。ただし習慣性便秘の人には腹部温感練習が有効である。

　また，腹部温感練習によって膵臓のインシュリン分泌が活発になり血糖値が低下することがあるため，糖尿病でインシュリン治療を受けている人などは特に注意を要する。

第6公式（額部涼感練習）：「額がこころよく涼しい」

　いわゆる「頭寒足熱」の状態をつくる練習である。弛緩効果よりも標準練習全体をすっきり引き締めてまとめる効果を期待したものである。額に涼しい風が吹いている様子をイメージするとよいだろう。

　片頭痛，てんかん，頭部外傷などの脳障害では第6公式をやらない方がよい。

消去動作：練習を終了するときは，かならず取り消し動作を行う。練習を進めているうちに，催眠にかかったように特殊な意識状態になっているため，急に立ち上がったりすると手足に力が入らずにフラフラしたり，ぼんやりした状態が続いたりする。それを避けるために消去動作を行わなければならない。具体的には，両手を握り，両腕を曲げ伸ばしすることを5～6回繰り返し，続いて大きく伸びをするように2～3回深呼吸をしてから眼を開ける。これで標準練習は終了である。

　標準練習を習得するには，早い人で2ヵ月，遅いと半年以上かかる人もいる。すぐに重温感が感じられなくても，焦ったり諦めたりすることはない。

4）自律訓練法記録用紙（図4）

　ATを進めるにあたって，さまざまな反応が起きることがある。たとえば，身体の一部がピクピク痙攣したり，しびれるような感覚が生じたり，涙や唾液がとめどなく出てきたり，さらには過去の思い出や将来の不安が頭に浮かんでしまうなどの現象である。ルーテは，ATの公式とは直接関係のない反応のこ

自律訓練法記録用紙（患者用）

氏　名　　　　　　　　　　　男・女（　　歳）

主な症状1.

2.

3.

練習している公式：標準練習の　　　　公式まで

第　　週　特殊練習：

月/日	時間	練習効果	どの公式練習中に右の反応がおこりましたか。	訓練中に起こった公式以外の身体の変化や心理的変化(例えば、手がチクチクした感じ。まぶたがピクピクする。お腹が鳴る。仕事のことが気になる。イライラする。眠ってしまう。思い出が浮かぶ。などをなるべく具体的に。)
月 日	前 後 時 分間	⧺ + −		
	前 後 時 分間	⧺ + −		
	前 後 時 分間	⧺ + −		
月 日	前 後 時	⧺ + −		

図 4

とを自律性解放と呼び，AT が順調に進んでいるからこそ起きると述べている。しかし，AT を進めるのに都合のよい反応もあれば練習の妨げになる反応もあるため，練習者に起きた反応は治療者が把握して指導の参考にする必要がある。このような理由で，毎日の練習を記録することが重要になる。図 4 に示すように，練習の日時・場所・重温感の出方・心理的変化などを書き込む AT 記録用紙が実際に用いられている。

5）うまくいかない場合

練習効果の出にくい人：まじめに 2 ～ 3 週間練習してきたにも関わらず，重感・温感がわからないという人がいる。そのような場合，まず練習方法に単純な誤りがないか，もう一度確認する。そして，風呂上がりなどに筋肉が弛緩して温かくなった状態で練習してみれば，より簡単に効果が得られるだろう。また，受動的注意集中をしているつもりが，いつのまにか積極的態度になってい

る人や，要求水準が高すぎて「もっと重たくならなければ」と考えて満足できない人もいる。こういう場合，「習得できない」と焦るのをやめて，身体感覚をそのまま味わう姿勢に立ち返るのがよい。

　練習中に眠ってしまう人：リラックスしすぎて眠ってしまう人もいる。それは練習がうまくいっている証拠とも取れるが，いつも途中で眠ってしまったらいつまでも練習が進まないことになってしまう。もし途中で眠り込んでしまいそうになったら，軽く消去運動をしてあらためて背景公式からやり直すのがよい。次からは練習時間を短めにして進めた方がいいだろう。ただし不眠症の人が就寝前に行うときには，そのまま入眠してしまえばよい。

6）標準訓練を超えた訓練

　一般には，以上に説明した標準練習だけで，多くの疾患の症状改善が期待できるが，さらに上級の訓練法としては「黙想練習」「特定器官公式」「意志訓練公式」などがある。

　黙想練習：黙想練習は，視覚的イメージを通して，練習者自身も気づいていないような内的問題を探る訓練である。この黙想練習を行うには，ある程度の自我の強さが必要である。たとえば精神病者に黙想練習を行うと，妄想が拡大し，状態が悪化してしまう。

　具体的には，以下の7段階の練習を行う。

　段階Ⅰ：自発的色彩心像視
　段階Ⅱ：特定色彩心像視
　段階Ⅲ：具体的事物心像視
　段階Ⅳ：抽象的概念心像視
　段階Ⅴ：特定感情体験心像視
　段階Ⅵ：人物心像視
　段階Ⅶ：無意識からの応答

　特殊練習：特殊練習とは，現在の症状に関する公式言語を用いてセルフコントロールしようとするものである。黙想練習よりも適応範囲は広い。標準練習の段階では，心身全般のリラクセーションを通して間接的に症状の改善が得られるのに対して，特殊練習では直接的な症状消失を目指している。この点で特殊練習は他者催眠による暗示法と似ているともいえる。が，他者催眠のように

外から与えられる言葉ではなく，自ら考えた公式言語を自分で反復してセルフコントロールを目指すものであるので，より自然な方法といえる。

具体的には，吃りのひどい人が「話すことは何でもない」，アルコール依存症の人が「何度も酒で苦しんだ。もう酒は飲まない」などの公式言語を作成して練習に用いる。なお公式言語は，治療者と練習者がよく話し合って作成する。

C. 臨床例

身体症状を訴えて病院受診した男性患者に，自律訓練法を導入し，身体症状軽減のみならず情緒安定などの効果も認められた実例を提示する[6]。

症例：39歳，男性。

主訴：不眠，寝汗，手の震え，頭痛。

病歴：不動産会社に勤務していたが，3年前に不良債権の処理を任されるようになり，心理的ストレスを感じていた。この頃から不眠がちとなり，仕事の嫌な夢をみて寝汗をかいたり，頭痛や手の震えも出現した。企業検診では高血圧を指摘された。不良債権処理は続き，部下の使い込みなどの出来事が起きるたびに症状が増悪し出社困難となった。産業医の勧めで心療内科を受診した。

プロフィール：喫煙歴30本/day，飲酒歴水割り5杯/day。自分の性格は「物事に固執するタイプ。強迫的。短気で怒りっぽい。」と表現する。

現症と検査所見：軽度肥満体。血圧138/88 mmHg。手掌発汗と微細な安静時振戦を認める。

経過：初診時，焦燥・緊張状態と交感神経症状に対して，抗不安薬とβ遮断薬を処方された。薬を服用することで気分が落ち着き，寝汗や不眠などは軽減したが，出社すると不眠・寝汗・焦燥感などが再燃することを繰り返した。患者は「会社を信じられない。上司を殺したいとさえ思うことがある。イライラして妻に当たり散らしてしまう」と訴え，焦燥感と周囲への攻撃性が抑えられなかった。患者自ら「リラックスする方法を知りたい」と希望したため，AT標準練習の重温感練習を紹介した。

AT導入後経過：導入初日，患者はすでに「手掌の重温感を感じた」と述べ，ATを続ける意欲を高めた様子だった。導入3日後には足底の温感を感じ，一

週間すると重温感は両腕・両脚全体に広がった。2週目のAT記録用紙には「血管の拡張する感じを自覚した」と書いてあった。その後も，記録用紙には毎日「両手両脚に重感と温感を感じた」という乱れぬ文字の記載が並んだ。

一方，症状は，AT導入後1ヵ月ほどした頃から不安緊張感が軽減しはじめ，頓服薬の使用頻度が減った。不眠も解消し，AT導入2ヵ月後には「初診時の症状を10とすると，今は2〜3」と述べるまでになった。

また生活スタイルの変容も認められた。来院前には常に仕事のことばかり考え緊張していた患者だったが，ATを導入した頃から水泳・登山などに時間を費やすようになり，妻へ当たり散らすことも減っていった。

考察：本症例の性格傾向は，攻撃性・強迫性・執着性などで表現されるタイプAパーソナリティー[7]と考えられた。このような患者が，10年間打ち込んできた仕事が失敗に終わったことで，抑うつ・不安状態に陥り，攻撃性が顕著化していた。このような精神状態に困窮した患者自身が，自らリラクセーションを希望してAT導入に至った。ATを通して，患者の強迫性は，外を攻撃する方向ではなく自らを心地よくする内的方向へ変換していったと考えられた。つまり，身体の弛緩を通じて，感情のコントロールを習得しタイプA行動パターンの変容がみられたのである。

D. 適応症の展開[8]

ATは自律神経系を調節するものであるから，身体のどんな反応にも影響を及ぼすことが可能である。

ここでは，近年ヨーロッパで展開している新しい適応症について紹介する。

皮膚疾患：アトピー性皮膚炎や蕁麻疹など，精神状態と密に関わる皮膚疾患に対してATは有効である。実際に多くの患者で皮膚症状の改善を認めている[9]。その治療では，標準練習に加えて「痒み」や「搔くこと」についての意志訓練公式言語を用いている。

アルコール依存症：アルコール依存の背景には，リラクセーション・弛緩・解放への期待が存在することが多い。そこで，ATによって弛緩状態を体験することや，特殊練習で触れたような公式言語を用いて意識変容を促すことが治

療に用いられている。

　AIDS：Kai S. Kermani[10,11]は，HIV感染者やAIDSを発病した患者に対してATを行っている。患者の自我強度が高まり，罪悪感から解放されることなどが，経過に影響を及ぼすものと考えられている。

　心疾患のリスク軽減：すでに述べたように，タイプAパーソナリティー・高血圧・頻脈などの治療にATは有効であるが，血液中のコレステロールや中性脂肪なども変化が生じることが知られている[12]。

　心身医学領域で広く用いられている自律訓練法について紹介した。

文献

1) 佐々木雄二：自律訓練法の実際. 創元社, 1976
2) 筒井末春, 中野弘一：新心身医学入門. 南山堂, 162-167, 1996.
3) 杉江　征, 佐々木雄二：自律訓練法. 上里一郎, 飯田　眞, 他：メンタルヘルス・ハンドブック. 同朋舎, 681-690, 1989.
4) 松岡洋一, 松原秀樹：自律的療法. 中川柄哲也（監）：心身医学・心療内科オリエンテーション・レクチュア. 九州大学医学部心療内科, 304-317, 1968
5) 笠井　仁, 佐々木雄二：自律訓練法. 伊藤隆二（編）：心理治療法ハンドブック. 福村出版, 東京, 736-767, 1989
6) 佐々木明子, 松崎淳人, 他：自律訓練法標準練習が患者の攻撃性の緩和に有効であった症例. 自律訓練研究 16 (1)：78-81, 1996
7) Friedman M, Rosenman RH, et al.：Association of specific overt behavior pattern with blood and cardiovascular findings, JAMA, 169：1286-1296, 1959
8) 田中輝美, 伊東明子, 他：ヨーロッパにおける自律訓練法の発展. 自律訓練研究 15 (2)：14-39, 1996
9) Stangier U, Gieler U, Ehlers A：Autogenes Training bei Neurodermitis：Z. Allg. Med：158-161, 1992
10) Kermani KS：Stress, Emotion, Autogenic Training and AIDS：A Holistic Approach to the management of HIV-Infected Individuals. Holistic Medicine 2：203-215, 1987

11) Kermani KS：Autogenes Training und Aids. EIN ganzheitlicher Therapieansatz HIV-infizierter Menschen.（Z. Allg. Med.）ZFA 6419 S 597 ff. 1988
12) Carruthers M. Stetter F：Die Beeinflussung cardiovaskularer Risikofactoren durch Autogenes Training. Z. Allg. Med：154-157, 1992.

（加藤　明子）

VIII. 漸進的筋弛緩法

　弛緩あるいはリラクセーションとは何かと明確に定義することは難しいが，以下に述べるようないくつかの側面が含まれる。1）筋肉の弛緩，2）内臓の弛緩（自律神経系の興奮が低下した状態であり，心拍数の減少，血圧の低下，呼吸数の減少などがあげられる），3）心理的弛緩，4）意識状態の低下などである[1]。

　リラクセーション法として，自律訓練法，漸進的筋弛緩法などがあげられるが，どれも心身の弛緩を目指している。たとえば，自律訓練法は受動的注意集中や自己暗示的な技法を用いて，心理的な弛緩から身体的な弛緩を段階的に得られるように構成されているが，漸進的筋弛緩法は筋肉の緊張を除き弛緩させることによって心理的な弛緩を得ようとする方法である。

　どのような弛緩法であっても，自律神経系の働きを交感神経優位の状態から副交感神経優位の状態へ変換し，また，過剰に反応している下垂体を制御して内分泌を調節し，同時に，環境あるいは自己内部からの心身のストレスによって増大している緊張や不安を低減することができる。こうして，弛緩は身体への負担を軽減し，心身症患者の症状を改善したり，あるいは心身症を予防するのに効果をもたらすことができる[2]。

　ここでは，神経生理学者Jacobson, E.によって体系化され，Wolpe, J.が逆制止の手段として系統的脱感作法にその簡略法を取り入れた，筋弛緩法について述べる。

A. 漸進的筋弛緩法

　Cannon, W.B.のもとで神経生理学を研究していたJacobson, E.は，筋肉を弛緩させることによって大脳の興奮を引き下げストレスを回避できると考え，1938年漸進的弛緩法（progressive relaxation）を発表した。

　この方法は，随意筋の緊張と弛緩を反復しながら段階的に全身の弛緩した状態を作っていくことによって，不安や緊張を緩和する生理的弛緩法である[2]。

Jacobsonによれば，漸進的弛緩法は，自己の内部観察に重点を置くべきであり，緊張状態を十分に把握しなければ，適切な弛緩を得ることはできないとしている[3]。すなわち，身体のある部位に意図的に緊張状態を作り出し，そこに注意を集中して緊張感を確かめる。その後，徐々に力を抜いて緊張感を取り除き，さらに深く弛緩状態へ移行させる。つまり随意筋を意図的に収縮させ，その収縮した部分に注意を向けることによって，「筋肉収縮感覚」をはっきりとわからせる。次に力を抜いて「緊張がないこと」をわからせるのである。この筋緊張感覚の消失をリラックスとしている[4]。この訓練を各身体部位について行い，最終的には全身の弛緩へと導くのである。

　Jacobsonは，神経症も精神不安も生理的な障害であり，これらは異常な緊張が原因になっているものだと考え，そのような病気の治療に，神経・筋の興奮を静めることが必要であるとした[4]。当初Jacobsonによって独自に開発された漸進的筋弛緩法は，神経症的不安の治療法としてそれなりに有意義であった。

　一方，行動療法において逆制止理論に基づいて神経症の治療法を開発したWolpeは，臨床の場で不安に拮抗させるものとしてこの漸進的筋弛緩法を取り入れ，系統的脱感作法を体系化した[5]。本来のJacobsonの漸進的筋弛緩法では，1セッションに40分から1時間かかるため，これを簡略化して，用いることとなった。

　次にWolpeの系統的脱感作法に用いられるようになった筋弛緩法について述べる。

B. 系統的脱感作法に用いられる筋弛緩法

　Wolpeは学習理論の立場から，神経症の症状は何らかの間違って学習された不適応状態であると考えた[6]。

　彼は，不適切な不安反応や恐怖反応を治療していく，つまり望ましくない刺激反応の結合を減弱させるための方法として，次のような仮説を立てた。「患者がある刺激場面で不安，恐怖反応を示すとき，患者にこの不安，恐怖反応と両立困難な反応を生起させることができれば，これら不安，恐怖の誘発刺激と

不安反応との結合は減弱される」というものである[7]。

　恐怖や不安の症状に対しては，これに拮抗的に働く生理状態がいろいろあることが判明しており，不安状態に生理的に拮抗する状態が生じることを逆制止 reciprocal inhibition とよぶ。逆制止現象には数種類あることがわかっており，その代表的なものは弛緩反応であり，そのほかには断行反応，性的反応，摂食反応などがある。

　Wolpe はこの逆制止理論に基づいて不適応的な不安，恐怖を軽減，消失させる治療技法を体系化し，その中心として系統的脱感作法があげられる。

　系統的脱感作法では，普通，筋弛緩法によって，不安を制止する快い生理的状態に患者を導き，その間に弱い不安を喚起する刺激を経験させる。その刺激は反復提示の結果，徐々に不安喚起能力を失う。次いで，漸次的により強い刺激を同様の方法で処理していくというものである[8]。

C. 心身症の治療としての筋弛緩法

　Wolpe は神経症的不安に拮抗するものとして筋弛緩を用いたが，心身症にも適応できることを示唆している[9]。彼によれば，心身症とは，外的状況または内因性刺激に対する自律的応答が原因または要因となって生じた身体上の疾患であるといえる。つまり，外的または内因性の刺激が不安を喚起し，不安に対する自律的応答がある特定の器官へ異常な圧力をかけることになって，その結果この器官は活動過多となり，逆に生理的機能に影響を与える。この悪循環の結果，器官に障害が起こると心身症になることがあるからである。したがって，不安が身体的疾患の要因であるなら，不安―応答という習慣をたちきることで心身症を治癒できるとしている。

D. 筋弛緩訓練法の実際

　Jacobson による原法は，1セッションに40分から1時間かかり，またかなり周到な手続きと長期の訓練を必要とするので，Wolpe は簡略化したものを系統的脱感作法に用いた。全身の筋弛緩を平均6セッションで十分リラックス

できるように改めた。以下にWolpeが"The Practice of Behavior Therapy"の中で示している筋弛緩法について述べる[10]。

　患者には，リクライニングシートか，あるいは安楽椅子に深く腰掛けて，十分リラックスできるような姿勢をとってもらう。始める前に，筋緊張と弛緩状態との差異を主観的に味わうことにより，弛緩を深めていくのがこの筋弛緩法の要点であり，これをよく患者に理解してもらう。

　指導は，身体部位のどの部分から始めなくてはいけないといった確立された手順はないが，どのような手順がとられようとも系統的であることが重視されなければならないといっている。Wolpeは，デモンストレーションの目的に便利であること，チェックするのに容易であるという理由で手から始め，次に，もっとも顕著な不安—抑制効果は普通頭部の弛緩によって得られるので，頭部の弛緩を行い，頭部から首，肩，腹部さらに下肢へと，身体の上部から下部へと順に弛緩訓練を行っていくとしている。

　第1レッスン：上肢の筋肉群
　第2レッスン：顔面の筋肉群
　第3レッスン：咬筋群，側頭筋群，舌の筋肉
　第4レッスン：目の周りの筋肉群
　第5レッスン：首，肩の筋肉群
　第6レッスン：背部，腹部と胸部筋肉群
　第7レッスン：下肢の筋肉群

　第1レッスンでは，まず，患者に左手で椅子の肘を握らせ，腕と手にどんな感じが起こってくるかを観察するように指示する。その際，筋緊張とそれ以外の他の感覚との相異に注意を向けさせる。次に，患者の左の手首を握り，何回も続けてそれを押したり引いたりさせ，二頭筋や三頭筋におこる緊張感を意識させるようにする。その後，約30秒間二頭筋を緊張したままにしておき，その感じに注意を集中するように求め，それから緊張を次第に弛めさせると同時に治療者もそれにつれて力を弱めていく。患者は緊張を感じなくなった後でも，10分かそれ以上の間，この"緊張を緩める活動"を続けるように指示される。大部分の患者はまもなくこの感じを会得し，それから10分ないし20分の間，両方の前腕の筋肉を弛緩させ続けるのである。両腕のしびれ感や，ヒリヒリ感

を自発的に訴える場合がときどきあるが，これは弛緩が始まってきたことを示す兆候とみなされる。

次のセッションでは，額の筋肉に注意を向けさせ，それから，顔のその他の部分の筋肉の弛緩へと進んでいく。残りの筋肉群は，あごの筋肉，舌と咽頭・外眼筋・首・肩・背中・腹部，そして脚と腿の順である。

筋緊張を引き起こした後に弛緩へと移行する過程は，第2レッスン以降においても第1レッスンと同様である。各身体部分において，まずはその部位に特有な構造に合わせて効果的に筋緊張が得られるように工夫が施される。その後，力を抜いて弛緩に移行した際にその身体部位に注意を向け，その感じを味わうように観察することによって弛緩がいっそう促進される。

最後に，身体全体の弛緩訓練を行う。脚のつま先からふくらはぎ，大腿部，腹部，胸部，背部，肩，腕，首，そして顔面の筋肉が弛緩していることをひとつひとつ確かめるように注意を移動させ，さらに全身の弛緩を深めていく。

臨床の場で一般によく用いられるリラクセーション法として，漸進的筋弛緩法を述べた。これらのほかにもいくつもリラクセーション法はあるが，実際に臨床の場で適応する場合には，それぞれの患者の治療にあった，適切な方法を選択する必要がある。

文献

1) 佐々木雄二, 鈴木聡志：心身弛緩訓練. 心身症の新しい診断と治療, 五島雄一郎, 後藤由夫, 鈴木仁一編, 医薬ジャーナル社, 東京, P 179-186, 1987
2) 佐々木雄二, 井上忠典：心身症に対する自律訓練法・筋弛緩法. 精神科MOOK No.24. 心身症. 武正建一編, 金原出版, 東京, P 109-116, 1989
3) Jacobson E：The Origins and Development of Progressive Relaxation. J Behav Ther Psychiatry 8；119-123, 1977
4) 佐々木雄二：自律訓練法の実際, 創元社, 大阪, P 211-213, 1976
5) 金久卓也監訳：逆制止による心理療法. 誠信書房, P 166-169, 1977
6) 赤木　稔：行動療法とバイオフィードバック. 金原出版, P 21-23, 1977
7) 山中隆夫：逆制止心理療法. 心理治療法ハンドブック, 伊藤隆二編, 福村出版, 東

京, P 717-726, 1989
8) 中野良顯：行動療法. 心理治療法ハンドブック, 伊藤隆二編, 福村出版, 東京, P 660-665, 1989
9) 内山喜久雄監訳：神経症の行動療法. 黎明書房, P 397-398, 1987
10) Wolpe J：The Practice of Behavior Therapy. 3 rd Ed, Pergamon Press, New York, 1982（内山喜久雄監訳：神経症の行動療法. 黎明書房, P 200-205, 1987）

（長谷川 久見子）

索　引

A

Active music therapy　87
Alexithymia（失感情症）　89
アミトリプチリン　34
AT　109

B

バイオフィードバック療法　37,76,85
βブロッカー　31
ボディソニック方式（体感音響装置）　91
ボツリヌストキシン　77

C

治療目標　30
chronic tension-type headache　59,62
中枢性因子　17
comorbidity　40

D

「同質性の原理」（isoprinciple）　90

E

エルゴタミン製剤　27

F

不安　6
普通型片頭痛　5

G

群発頭痛　7,15

H

鼻汁分泌　16
発生機序　16
併存疾患　31
hemicrania continua　59,63
変形した片頭痛　70
片頭痛　5,12,21,67
片頭痛性格　54
ホルネル症候群　16

I

遺伝傾向　13
遺伝子　17
医療経済　57
医師患者関係　20
一般心理療法　20,35

J

人格障害　22,71
自律訓練法　68,78,109
自律訓練法記録用紙　116
ジストニア　75,84
逆制止　125
受動的注意集中　110
重感　109
受容的音楽療法　87,103

K

過敏性腸症候群　98
カルシウム拮抗薬　31
活動的音楽療法　87
痙性斜頸　73
系統的脱感作法　124
血管説　16
結膜充血　16
機能性頭痛　8,15

緊張型頭痛　6,15,19
硬直型　84
骨格筋弛緩薬　34
行動パターン　22
抗不安薬　34
抗うつ薬　34,67
局所性ジストニア　75,83
急性期治療　25

M

MAB療法　78
麻痺型　84
慢性緊張型頭痛　67
慢性連日性頭痛　22,45,59
末梢性因子　17
問診　12

N

new daily persistent headache　59,63
脳血管障害　41

O

音楽療法　103
温感　109

P

パニック障害　41

Q

QOL　30, 47

R

Receptive music therapy　87
ロメリジン　31
流涙　16

S

三叉神経血管説　17
性格傾向　13
性格特性　21
生活指導　36
制吐薬　27
閃輝暗点　16
sensory trick　73
選択的末梢神経遮断術　81
セロトニン　41
摂食障害　100
神経ブロック　76
神経説　17
心理状態　21

心理テスト　21
心療内科　73
振戦型　84
心身医学的診断　12
心身症　73
身体・心理・社会的アプローチ　19
総合病院　103
SSRI　34
ストレス　19, 22
社会的サポート体制　24
書痙　83

T

対人関係　24
対処行動　21, 22
適応　27
てんかん　41
典型的片頭痛　5
トランスミッター　17
トリプタン　26, 66
疼痛性障害　43
transformed migraine　59, 61, 70

U

ウェルネスプログラム　38
うつ　6
うつ病　41

4　索　引

Y

薬物療法　25
予防的治療　25
予防的治療薬　30

有病率　8

Z

漸進的筋弛緩法　123
随伴症状　13

© 2004　　　　　　　　　　　　　　第1版発行　2004年2月16日

神経系心身症と
　　リラクセーション

定価はカバーに表示してあります

編　集　　坪　井　康　次

| 検　印 |
| 省　略 |

発行所　株式会社　**新 興 医 学 出 版 社**
〒113-0033　東京都文京区本郷 6-26-8
電話　03(3816)2853
発行者　　服　部　秀　夫

印刷　株式会社春恒社　　ISBN 4-88002-465-1　　郵便振替　00120-8-191625

- 本書の複製権・翻訳権・譲渡権・公衆送信権（送信可能化権を含む）は株式会社新興医学出版社が所有します。
- **JCLS** ＜㈱日本著作出版権管理システム委託出版物＞
　本書の無断複写は著作権法上での例外を除き禁じられています。複写される場合は，その都度事前に㈱日本著作出版権管理システム（電話 03-3817-5670, FAX 03-3815-8199）の許諾を得て下さい。